Christopher Dunbar / Barry Saul

ECG Interpretation for the Clinical Exercise Physiologist
(Second Edition)

运动心电图临床解析

（第2版）

编　著〔美〕克里斯托弗·邓巴
　　　　　　　巴里·索尔

主　译　刘　鸣　邓国兰

天津出版传媒集团

天津科技翻译出版有限公司

著作权合同登记号：图字：02-2023-166

图书在版编目(CIP)数据

运动心电图临床解析 / (美)克里斯托弗·邓巴
(Christopher Dunbar),(美)巴里·索尔
(Barry Saul)编著;刘鸣,邓国兰主译. --天津:天
津科技翻译出版有限公司,2024.8. --ISBN 978-7
-5433-4520-1

Ⅰ.R540.4

中国国家版本馆 CIP 数据核字第 2024B51G79 号

授权单位:Wolters Kluwer Health, Inc.
出　　版:天津科技翻译出版有限公司
出 版 人:方　艳
地　　址:天津市南开区白堤路 244 号
邮政编码:300192
电　　话:(022)87894896
传　　真:(022)87893237
网　　址:www.tsttpc.com
印　　刷:天津新华印务有限公司
发　　行:全国新华书店
版本记录:889mm×1194mm　16 开本　11 印张　300 千字
　　　　　　2024 年 8 月第 1 版　2024 年 8 月第 1 次印刷
　　　　　定价:88.00 元

(如发现印装问题,可与出版社调换)

译者名单

主　译

　　刘　鸣　　武汉亚洲心脏病医院

　　邓国兰　　重庆医科大学附属第一医院

译　者（按姓氏汉语拼音排序）

　　陈仕锦　　武汉亚洲心脏病医院

　　邓国兰　　重庆医科大学附属第一医院

　　杜新月　　重庆医科大学附属第一医院

　　何文一　　重庆医科大学附属第一医院

　　胡谭越子　武汉亚心总医院

　　刘　鸣　　武汉亚洲心脏病医院

　　焦锦玉　　武汉亚洲心脏病医院

　　王玲莉　　重庆医科大学附属第一医院

　　向黎明　　武汉亚洲心脏病医院

　　余莎莎　　武汉亚心总医院

　　张　琳　　武汉亚洲心脏病医院

中文版前言

随着医疗行业的迅速发展,心脏康复和负荷试验等医学专家的角色变得愈发关键,同时也被赋予更大的责任,需要拥有高水平的心电图阅读能力。因此,我们组织翻译了本书,旨在为这些专业人士提供一本全新、全面、适合新手阅读的指南。

本书涵盖了负荷试验和心脏康复领域的最新发展和研究成果,它不仅是专家们的经验总结,也是新一代从业者的学习指南,充分体现了知识的传承与提升;在实用性方面,本书并非枯燥的理论堆砌,而是注重实践和应用,其中包括大量的案例分析和实际操作指南,帮助读者将理论知识转化为实际操作能力,提高工作效率;本书是美国运动医学会(ACSM)临床认证工作的专业资料。无论是临床实践还是认证考试,本书都能够为读者提供有力的支持,具备专业权威性;本书在涵盖专业知识的同时,采用了通俗易懂的语言,即便是初学者也能够轻松理解,为他们提供了一个全面学习的机会,很好地平衡了专业性和可读性。

我们希望本书能够成为广大医学从业者的得力助手,帮助他们更好地理解心脏康复和负荷试验的要点,提高自身的临床实践水平。愿本书为您的学术和职业发展带来新的启示和收获。

刘鸣

序　言

　　作为一名临床运动生理学领域的从业者，我认为这个领域一直缺少从临床向实用的过渡——为心电图解读和分析提供合理且易于理解的建议，并对分析背后的生理基础提供全面且准确的阐述。《运动心电图临床解析》从临床运动生理学家和心脏专科医生的角度进行编写，视角独特，因为生理学家经常会与心脏专科医生团队合作，以明确心脏病患者的检查结果并为其制订运动处方，而《运动心电图临床解析》是这两个视角的融合。

　　本书适合从事临床运动生理学相关工作的人员阅读，既对心电图进行了适当的解读，也呈现了该领域中常见的、真实的范例。每章的开头，即基本理论讲解之前，为读者展示了一个具体的病例（临床图例）。随后，作者对先前提出的病例进行解读并在每章的最后提供了针对本章学习内容、切实有效的练习题。

　　大多数心电图书籍似乎都不是为了在课堂上使用而编写的。这本书中的方法主要是从教授运动科学专业学生的心电图经验中提炼出来的，这是与其他书籍的不同之处。然而，《运动心电图临床解析》的应用远远超出课堂范围。在临床和康复领域，它是一个简单且准确的参考工具。它不仅介绍了大量的心律失常类型，还阐明了其前因后果，使得该书适用于那些正在从事或即将从事临床负荷试验和心脏康复的专业人员。

Jason Siegler

前　言

随着医疗行业的不断发展，从事负荷试验和心脏康复工作的运动学专家/生理学家要承担更大的责任，他们需要熟练掌握心电图技能。对于刚刚进入该领域的从业者来说，本书是一本极具价值的参考书，还包括负荷试验和心脏康复需要的具体信息和案例。

《运动心电图临床解析(第2版)》是一本入门级教科书，适用于无相关基础知识的运动科学专业的学生，也可以作为独立的学习资料，适用于那些希望在课堂之外学习或提升心电图技能的医务人员(如住院医师、护士、医生助理等)，或者那些在为专业考试而复习心电图的从业人员。

编排

本书使用模块化系统，涵盖了心电图解读的主要领域。本书先介绍节律，与直接讲解导联、梗死和缺血的概念相比，它不那么令人生畏，也更吸引人。在介绍了基本概念与测量的章节之后，书的前半部分专注于介绍节律和房室传导阻滞，这对后半部分的内容(如梗死、肥大、电轴和传导障碍)是个很好的铺垫。

每一章的末尾都提供了心电图，供复习和练习，还有一整章专门用来做测验和复习。回顾章节介绍了简单、有效的心电图阅读方法，即从左到右(从P波到T波)。这种方法提供了一个易于理解的框架，以确保不遗漏任何内容。对于那些以前学习过心电图并正在为认证考试而复习心电图的人来说，回顾部分也是一个很好的工具。

本书非常实用，并且与美国运动医学会(ACSM)的知识、技能和能力水平一致。所提供的理论可以帮助人们理解并且避免问题复杂化。当然，特定知识点必须记忆；书中尽可能地强调对概念的理解，因为这将有助于长期记忆。

书中的心电图大多来自真实患者，并在运动科学专业的心电图教学项目中使用多年。我们在课程中对来自不同背景的学生使用了这些心电图，这本书也得益于学生的反馈。这些学生中的大部分选修了运动科学专业的硕士课程，他们有不同的专业背景，包括运动科学和其他科学(如生物学)，以及文科(如英语)、社会学和心理学。有些学生没有任何临床经验，也有学生来自各种卫生专业，如物理治疗、护理、作业治疗和呼吸治疗等专业。这些学生的建议和反馈对改进书中内容和图例是非常重要的。

特点

临床图例是对运动专家和临床运动生理学家特别有用的临床资料。这些图例向读者介绍了患者及其心电图，并在每章的最后重新讨论临床图例中的问题和正确的处理方法。每章结尾的测试可以帮助读者复习该章的概念。

目　录

共同交流探讨
提升专业能力

◦▪■ **智能阅读向导为您严选以下专属服务** ■▪◦

 领取【推荐书单】　　推荐专业好书，助您精进专业知识。

 加入【读者社群】　　与书友分享阅读心得，交流探讨专业知识与经验。

操作步骤指南

微信扫码直接使用资源，无需额外下载任何软件。如需重复使用可再扫码，或将需要多次使用的资源、工具、服务等添加到微信"收藏"功能。

扫码添加
智能阅读向导

第 1 章

基本术语和测量方法

临床图例

一位临床运动生理学家收到一例住院患者的心电图运动负荷试验检查申请。这例患者正在服用一种可延长心室复极的药物。如果患者的 QT 间期"延长"，则不应进行心电图运动负荷试验检查。

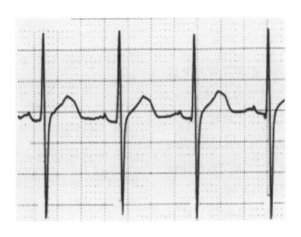

心电图(ECG 或 EKG,源自德语 kardio)是心脏电活动的记录。由于记录电极被放置在体表,记录的是大量细胞电活动的总和,因而与单个心肌细胞的动作电位有很大的不同。本书旨在教授心电图分析的技巧。只有当电生理学概念有助于心电图判读时,才会去讨论电生理的概念。然而,由于大多数心电图判读的基本原理都是相当符合逻辑的,从基本电活动的角度来思考比简单地记忆各种异常的标准更有成效。对电生理的理解有助于心电图的学习,更重要的是掌握了正确解读心电图的能力。

P 波

正常情况下,心动周期的第一个心电事件是心房的除极。除极从窦房结开始,通过细胞与细胞之间的传导扩散至整个心房。由于心房是相对较小的薄壁腔室,心电图上通常显示为一个相对较小的波形,称为 P 波(图 1.1)。心电图波段的命名以字母 P 开头没有任何临床意义。据报道,威廉·爱因托芬(心电学之父)模仿数学家勒内·笛卡尔的风格,选择 P 作为描述第一个波的字母,笛卡尔经常以字母 P 作为他

1

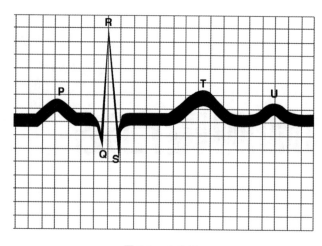

图 1.1   心电图。

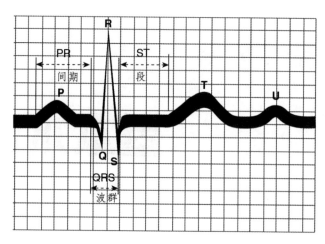

图 1.2   波、间期和段。

的公式的开头。正常的 P 波持续时间<120ms,振幅<0.25mV。

PR 段和 PR 间期

一个短暂的"暂停",即 PR 段,通常发生在 P 波之后。在心电图术语中,段是介于波之间的部分。心房除极后,需要一个短暂的时间进行心房收缩和心室充盈;因此,这个"暂停"是有意义的。PR 段代表的是心房和心室除极之间的等电位线。PR 段不含任何波;它是 P 波之后和 QRS 波群之前的区域。

间期包括波和段;因此,PR 间期是指从 P 波开始到 QRS 波群开始的部分,其中包括 PR 段(图1.2)。正常的 PR 间期时限为 120~200ms。

QRS 波群

通常情况下,QRS 波群紧跟在 PR 段之后。QRS 波群可能没有 Q 波、S 波甚至 R 波,也可能有多个 R 波或 S 波,但它们都被称为 QRS 波群。正常 QRS 波群(不管它的组成部分是什么)的时限应<100ms。

图 1.3 展示了 QRS 波群的各种情况(P 波和 T 波未显示)。如果 QRS 波群以向下的(按照惯例也称为负向的)波开始,那么这个波称为 Q 波。QRS 波群中向上的(正向的)波称为 R 波。从下面回到基线的波称为 S 波。因此,如果 QRS 波群只包含一个正向的波,然后返回到基线(从未低于基线),则可以说 QRS 波群只包含一个 R 波。如果第一个波是负向的,然后是正向的波,那么就可以说它有一个由 Q 波和 R 波组成的 QRS 波群。有时,QRS 波群在 S 波之后还有第 2 个 R 波;这被称为 R'波。

波的大小可以进行相对描述。由一个小 Q 波、一个大 R 波和一个小 S 波组成的 QRS 波群可以写作 qRs 波群,可以描述为"小 q,大 R,小 s"。这样的表述可以让读者/听者在脑海中对 QRS 波群的形态形成一个相对清晰的画面。图 1.3 说明了此类术语的使用。

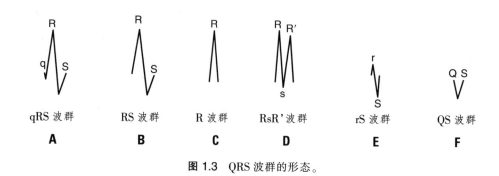

图 1.3   QRS 波群的形态。

T 波

正常心动周期的最后一个重要心电活动是心室复极,在心电图上表现为 T 波(见图 1.1)。与通常是对称的 P 波相比,正常的 T 波通常是不对称的。一般来说,T 波也比 P 波大。

在心电图上通常看不到心房的复极。对此常见的解释是它一般与心室除极同时发生;因此,由心房复极形成的小 T$_a$ 波被由心室除极形成的大得多的 QRS 波群所掩盖。事实可能并非如此。在 P 波与 QRS 波群分离的异常情况下,T$_a$ 波仍然不易被观察到(尽管理论上应该看得到)。

U 波

有时 T 波后面会出现一个叫作 U 波的小波(见图 1.1)。U 波被认为代表着心室复极的末期,很可能是浦肯野纤维网的复极。U 波通常是不出现的。

ST 段

顾名思义,ST 段就是介于 QRS 波群终点和 T 波起始之间的部分(见图 1.2)。即使在 QRS 波群缺少 S 波的情况下,仍使用术语 ST 段。在大多数正常情况下,ST 段应该是"等电位线的",这意味着它应该在基线上。请注意,在图 1.2 中,P 波结束和 QRS 波群起始(PR 段)之间的直线与 T 波之后的直线(称为 TP 段,因为另一个 P 波很快就会出现)的高度大致相同。PR 段或 TP 段都可以用作基线,在本例中,选择哪一个并不太重要,因为它们在相同的水平线上。有时 PR 和 TP 段不在一个水平线上,这导致难以确定 ST 段偏移等参数的大小。

心电图纸

如图 1.4 所示,用于记录心电图的纸张通常带有网格,在水平和垂直平面上每 1mm 有一条细线,每 5mm 有一条粗线。在水平轴(或 X 轴)上,每个 1mm 的方框代表 40ms(0.04s)的走纸时间。因此,5

个"小"(1mm)格子或 1 个"大"(5mm)格子相当于 200ms(0.20s)。在垂直轴(或 Y 轴)上,每个 1mm 的格子代表 0.1mV 的电压,10mm(10 个小格子或 2 个大格子)相当于 1mV(10×0.1mV)。以上数值均为标准校准值。

如前所述,基线是指心电图中没有反映出净电活动的部分,例如,在一个周期的 T 波和下一个周期的 P 波之间(TP 段)。按照惯例,向上的偏移称为抬高,向下的偏移称为压低。

定标

实际上,所有的心电图机都会给出定标的标示。如图 1.4 所示的 1mV(按标准校准的 10mm)格子的形式,或通过在纸上打印诸如"1cm=1mV"的标示。所有心电图都应该查看定标,因为大多数机器的定标能够调节。非常大的波群可能会显示不全,此时定标需要改为原来的 1/2(1mV=5mm);相反,非常小的心电图波群可以被放大以便更仔细地查看,设置定标为原来的 2 倍(1mV=20mm)。调节定标的效果如图 1.5 所示。

走纸速度也可以改变。标准走纸速度为 25mm/s,因此每个 1mm 的小格在 X 轴上代表 40ms(0.04s)的走纸时间。大多数机器也可以设置走纸速度为原来的 1/2(12.5mm/s)或 2 倍(50mm/s)。在这些情况下,

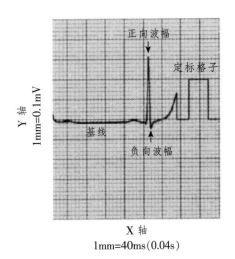

图 1.4　心电图纸。每个"细"线间隔等于 1mm。每个"粗"线间隔等于 5mm。定标格子是 10mm 高(1.0mV)。

1mm 将分别代表 80ms(0.08s)和 20ms(0.02s),而不是通常的 40ms。

间期和波群的测量

前面描述的 1mm 和 5mm 格子可以用来量化各种心电图波段。下面描述的测量都假设为正常定标(1mV=10mm;走纸速度=25mm/s)。如果定标与这些标准设置不同时,则必须进行调整。

PR 间期

图 1.6 显示了 PR 间期的测量。PR 间期起始于 P 波的起点,结束于 QRS 的起点。无论 P 波的初始偏转是正向的还是负向的(通常是正向的),都是从 P 波离开基线的地方开始测量。同样的,无论 QRS 波群以正向波(R)还是负向波(Q)开始,PR 间期的测量也在 QRS 波群开始的地方结束。图 1.6 中 P 和 R 下面的竖线表示测量开始和结束的位置。正常的 PR 间期为 120~200ms(0.12~0.20s),这相当于心电图纸上 3~5 个小格(40ms)。通常情况下,在 12 导联心电图的 II 导联中测量 PR 间期,但也有一些专家建议在所有导联中选取 PR 间期最长的进行测量。

QRS 时限

QRS 时限的测量(图 1.7)始于 QRS 的初始偏转,无论它是正向的(R 波)还是负向的(Q 波)。如果存在 S 波,则 QRS 的终点是 S 波的终点;如果不存在 S 波,则 QRS 的终点是 R 波的终点。正常情况下,所有导联中的 QRS 时限均应<100ms(2.5 个小格)。

QT 间期

QT 间期的测量(图 1.8)是从 QRS 波群的开始到 T 波的结束(即使 QRS 波群不以 Q 波开始,也称为 QT 间期)。QT 间期的长度通常会随心率而变化,因此没有一个正常参考值。可以参考心率特定值的标准表,或者可以根据心率"校正"QT 间期。心率校正的 QT 间期缩写为 QTc。Bazett 公式,如下所示,常用于计算 QTc。尽管这个公式对男性、女性都适用,

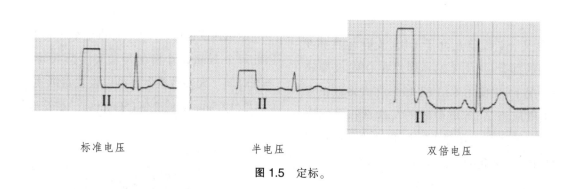

标准电压　　　　　　半电压　　　　　　双倍电压

图 1.5　定标。

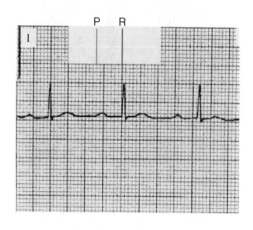

图 1.6　PR 间期。该 PR 间期为 280ms(0.28s)。

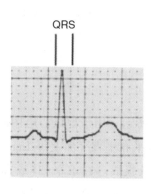

图 1.7　QRS 时限。该 QRS 时限为 80ms(2 个小格)。

Bazett 公式

$$QTc=\frac{QT}{\sqrt{R-R}}$$

公式中的 QT 指 QT 间期,单位为秒;R-R 是指一个 R 波到下一个 R 波的时限,单位为秒。注意:对于这个公式,数值必须以秒而不是毫秒为单位。

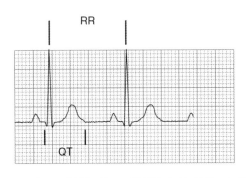

图 1.8　QT 和 RR 间期。该 QT 间期为 0.44s(440ms),R-R 间期为 0.88s(880ms)。

但专家建议男性和女性的 QT 校正应略有不同。QT 间期应在其最长的导联中测量。

通常难以准确测量 QT 间期,因为 T 波的精确终点通常是难以确定的。尤其是当 U 波与 T 波合并时。在这种情况下,无法确定准确的 QT 间期。

QTc 应<440ms(0.44s)。大多数现代心电图机能自动计算心率校正的 QT 间期。如果自动校正不可用或有问题时,有一个简单的方法来估计 QT 是否比正常长。在正常心率下,QT 间期通常应小于 R-R 间期(从一个 R 波到下一个 R 波的间期)的 1/2;利用分规或废纸片就可以很容易地进行估计。如果 QT 间期是 R-R 间期的 1/2(如本例)或更多,应计算 QTc。在本例中,QTc=0.44÷$\sqrt{0.88}$ 或 0.47s(470ms)。正常 QTc 应<0.44s(440ms),因此该 QT 间期延长。

心率的测量

在大部分心电图中,最基本(也是最关键)的测量数据是心率(HR)。正常的静息心率范围是 60~100 次/分(bpm)。大多数心电图机可测量平均心率并打印在心电图纸上,测量心率似乎是多余的。然而,机器测量的心率可能不准确。此外,当心率变化时,了解心电图上不同时间点的心率往往是非常必要的;机器只提供平均心率。为了涵盖所有的可能性,临床医生应该知道至少 2 种或 3 种方法来测量心率。在心律失常的情况下,有时最好描述最低、最高心率及平均心率。例如,可以这样报告,心率在 60~140bpm 之间变化,平均心率为 90bpm。

1500 法(精确、较慢且需要算术)

当需要非常精确地测定心率时,通常使用 1500 法。记录一个 6 秒或 10 秒的心电图片段,确定每个 R-R 间距的心率,然后计算平均值。如前所述,R-R 间距是从一个 R 波到下一个 R 波的距离。在正常定标(走纸速度为 25mm/s)下,R-R 间距(mm)除常数 1500 得到 R-R 间距的心率。例如,如果 R-R 间距为 22mm,则该时间段内的心率为 68.18bpm(1500÷22=68.18)。这种方法如图 1.9 所示。如果 R-R 间距变化,可以测量多个 R-R 间距并确定平均心率。为了达到最大的准确性,对心电图片段上的每一个 R-R 间距都进行测量,并确定平均心率。如果没有 R 波,可以利用另一个一致的 QRS 标志点,如 S 波。如果 R-R 间距与图 1.10 所示一致,则一次测量就可以较好地估算平均心率。

三联法(在节律整齐的前提下,快速、简单且相对准确)

三联法是一种非常快速和简单的计算方法,只要节律是整齐的,它就能准确估算心率,适用于临床大多数情况。首先,确定 QRS 波群以相当规则的间距出现(即 R-R 间距是一致的)。这一点很重要,因为在 R-R 间距变化的情况下,三联法估算的心率将随着选择测量的 R-R 间距不同而变化。在这种情况下仍然可以使用三联法,但是为了准确估计心率,必须测量多个代表性的 R-R 间距,并对结果取平均值。

使用三联法最简单的方法是找到一个 R 波(或

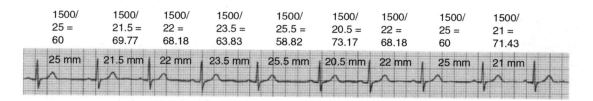

图 1.9　1500 法用于非常准确的心率计算。该平均心率是 65.93bpm。

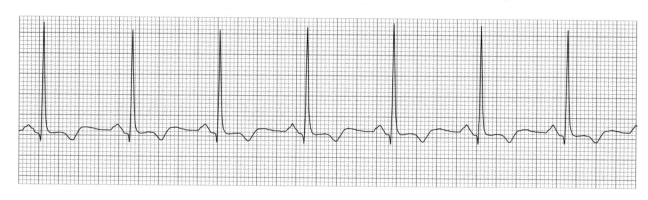

图 1.10　心率 1500 法的经典临床应用。RR 间期是一致的（约 22mm），所以可以使用其中任何一个（1500/22≈68bpm）。

S 波）落在一条粗线（200ms）上。用大格（200ms）计算到下一个 R 波（或 S 波，如果最初使用的是 S 波）的距离，然后使用"三联法"计算：

$$300\text{--}150\text{--}100\qquad 75\text{--}60\text{--}50$$

如图 1.11A 所示，参考 R 波，如果下一个 R 波落在第一条粗线上，则心率为 300bpm；如果它落在第二条粗线上，那么心率为 150bpm，第三条粗线是 100bpm，以此类推。图 1.11B 的案例显示下一个 R 波落在第二条粗线上，从而估算心率约为 150bpm。

在图 1.12 所示的例子中，参考 R 波落在一条粗线上，下一个 R 波落在第 4 条粗线后的第 1 条细线上。如果第二个 R 波正好落在第 4 条粗线上，则心率为 75bpm，如果落在第 5 条粗线上，则心率为 60bpm。因此，我们知道心率为 60~75bpm。在某些情况下，准确地说心率是"在 60bpm 和 75bpm 之间"。如果需要更精确一点，我们可以很简单地计算。由于 75－60=15，我们可以估计每个小格（1mm）代表约 3bpm，75 与 60 之间有 5 个小格（15÷5=3）。由于所讨论的 R 波距离代表 75bpm 的粗线只有一个小格，在本例中，每个小格相当于 3bpm，我们可以估计心率为 72bpm（75－3=72）。

每个小格（40ms）对应的值依情况而定。例如，心

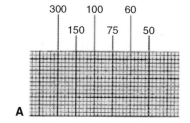

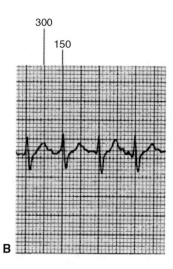

图 1.11　心率三联法。(A)三联法。(B)从下一个粗线开始数，一直数到下一个 QRS 波群。

率为 50~60bpm，每个小格代表 2bpm（60－50=10，10÷5=2），而如果心率为 100~150bpm，每个小格代表

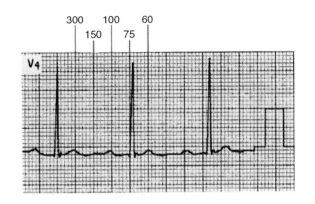

图 1.12　心率三联法。该心率大约是 72bpm。

10bpm（150-100=50，50÷5=10）。这些技巧是相当准确的，特别是在心率<150bpm 时，但在较快的心率计算时，准确性稍差。

三联法是一个很好的快速、粗略估计心率的方法。例如，使用这种方法，可以很快确定"心率在 50bpm 左右"或"在 100~150bpm"。这往往是所需的全部信息，特别是在紧急情况下。

6 秒法（在节律不整齐的情况下特别有用）

如果 R-R 间距不齐，首选 6 秒法，因为它计算的是平均心率。大多数心电图纸的底部每 3 秒（有时是每秒钟）有标记线，这使得测量 6 秒的时间间隔非常容易。要估算心率，只需计算 R-R 间距的数量（通常精确到半个），然后乘以 10。例如，在图 1.13 中，6

秒内出现了 6.5 个 R-R 间距（注意心电图片段底部垂直的 3 秒标记）；因此，心率约为 65bpm。注意，计算的是 R-R 间距，而不是 R 波。

不同的心房率和心室率

正常情况下，每个 P 波后面都会出现一个 QRS 波群，因此，心房和心室的频率通常是相同的。有时，心房率和心室率并不相同（图 1.14）。在这个例子中，每个 QRS 波群对应着不止一个 P 波，在这种情况下，对这两种心率分别进行测量和描述才是合适的。可以使用测量心室率相同的方法来测量心房率。需要在 P 波上选择一个明确的点作为参考点。P 波的起始点（离开基线的地方）或 P 波的最高点通常是一个很好的参考点。

导联

简单地说，导联是显示心脏电活动的一个视角。标准心电图由 12 个视角（导联）组成，每个导联从不同的参照点记录了相同的心肌除极和复极的电活动。电活动是相同的，但从不同的角度来看，导致了 P 波、QRS 波群、T 波和其他电活动在形态上的不同表现。使用多个导联可以获得大量的信息，但"节律"不需要对导联有太多具体的了解就可以理解。

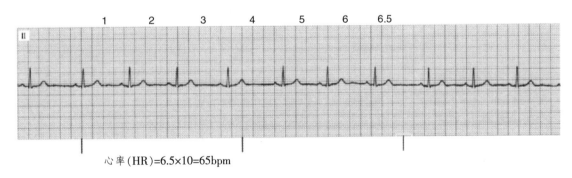

心率（HR）=6.5×10=65bpm

图 1.13　6 秒心率法。

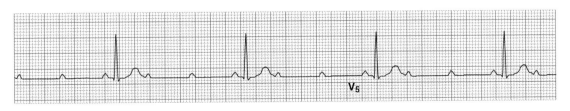

图 1.14　不同的心房率和心室率。心房率是 107bpm，心室率是 35bpm。

临床图例回顾

　　一位临床运动生理学家收到一例住院患者的心电图运动负荷试验检查申请。这例患者正在服用一种可延长心室复极的药物。如果患者的 QT 间期"延长"，则不应进行心电图运动负荷试验检查。

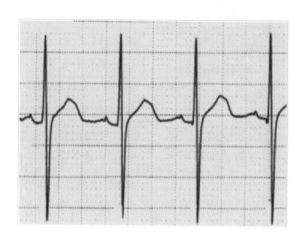

　　如果 QT 间期大于 R-R 间期的 1/2，QT 间期可能延长。QT 间期 9mm(0.36s)大于 R-R 间期 16mm(0.64s)的 1/2，因此，该临床运动生理学家使用了 Bazett 公式计算 QTc。计算出 QTc 为 0.45s，大于参考上限值 0.44s，一般判定为 QTc 延长，因此告知了主治医生并且没有为患者进行检查。

部分心电图参数的正常范围

P 波时限	≤120ms(0.12s)	QRS 时限	<100m (0.10s)
P 波振幅	≤0.25mV(2.5mm)	QTc	<440m (0.44s)
PR 间期	120~200ms(0.12~0.20s)	心率	60~100bpm

测试

1.描述下列 QRS 波群。

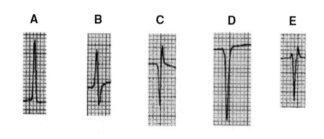

2.测量 PR 间期、QRS 时限和 QT 间期,并计算 QTc。QTc 是否在正常范围内?

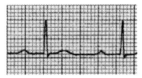

3.用一个非常精确的方法计算心率。

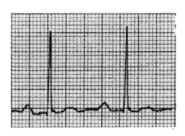

4.计算下图中的心率。

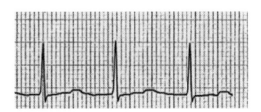

5.计算下图中的心率。

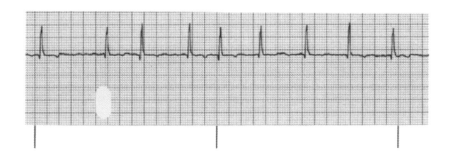

解析练习

练习将从本章所涵盖的基本测量开始。

1.使用三联法测量心率。

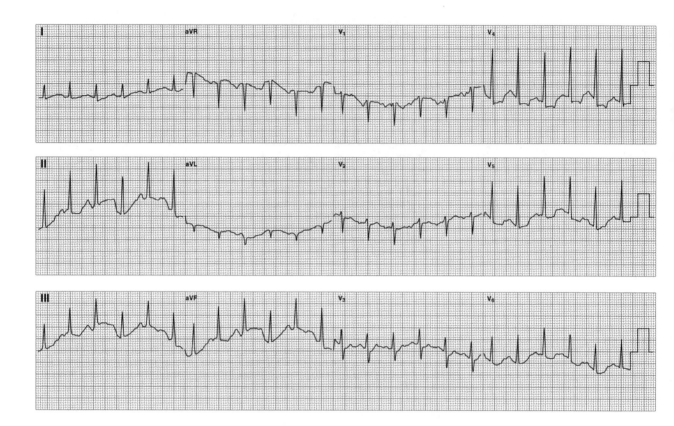

答案:使用三联法测量心率。可以选用任何导联。由于该心电图是在运动期间采集的,伪差出现在了好几个导联,这是常见的现象。Ⅰ导联伪差较小,第二个 R 波落在一条粗线上,所以为了方便起见,它被用来测量心率。因为节律是整齐的,我们用三联法,只需要测量一个 R 波到下一个 R 波的间距。使用粗线上的第一个 R 波作为起点,下一个粗线被计算为 300,再下一个粗线被计算为 150,然后一个 R 波落在粗线后的第一个细线上,这表示为 150。因为在 150 和 100 的粗线之间的每条细线算作 10 次。因此,心率是 140bpm。

从箭头处开始使用三联法计算心率为 140bpm

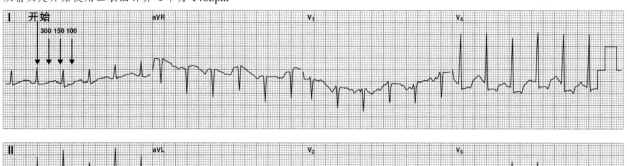

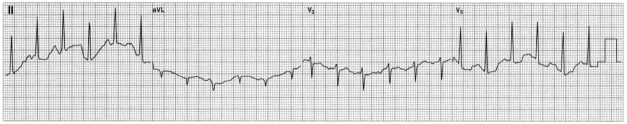

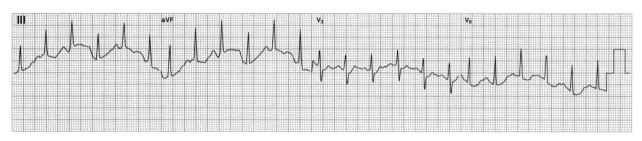

2.使用 1500 法测量心率。

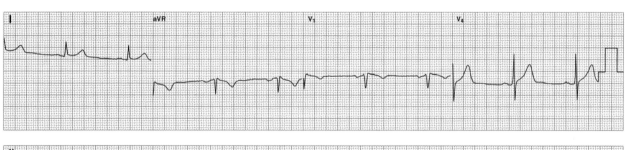

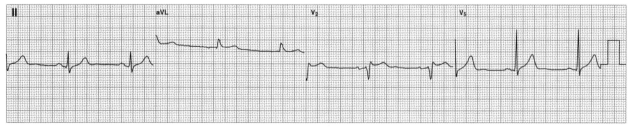

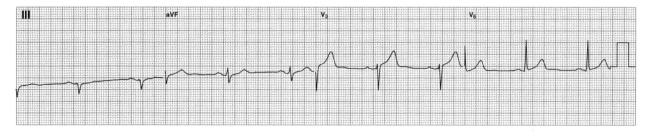

答案:使用 1500 法测量心率。同样,节律是整齐的,所以我们只需要测量一个 R 波到下一个 R 波的间距。两个 R 波间有 27 个小格的距离,心率是 56bpm(1500/27=56)。试着在这张心电图上使用三联法;应该算得相同的心率。

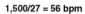

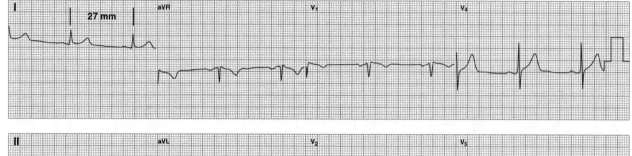

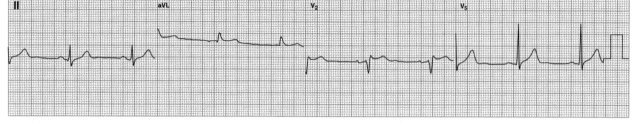

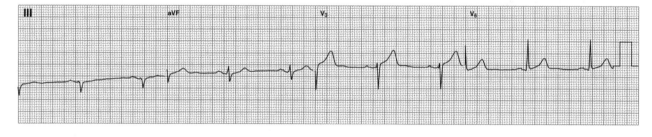

(杜新月 邓国兰 译)

第 2 章

室上性节律 I

临床图例

一例心脏康复 II 期的患者完成运动试验的第一阶段后，在恢复期感觉"心悸"明显。

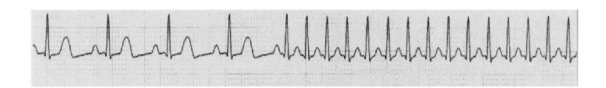

节律

节律是指各个波的形态和间期之间的关系，以及它们出现的规律性或不规律性。节律紊乱或不规律通常被称为心律失常，有另一个表达可能更准确但不太常见的术语叫节律紊乱。为了与常用的临床术语一致，本书采用心律失常这一术语。

许多诊断必须依靠多个心电图导联（有时对确定节律有很大的帮助），但通常只需要一个导联就可以确定节律。为了简单明了，本章中描述的心电图是 II 导联心电图。II 导联是三个双极肢体导联之一，双极肢体导联因记录正负电极间的电位差而命名。目前的观点认为，若电活动朝向导联正极端，心电图上将记录到正向波（高于基线），若电活动远离该导联正极端（朝向该导联的负极端），心电图上将记录到负向波（低于基线）。若电活动垂直于该导联，心电图上将记录到正负各半的波形。多种因素决定了心电图上记录的波是正负双向或负正双向，或是一条水平线。图 2.1 说明了这些概念与 P 波的关系。同样的理论也适用于其他波。

II 导联的正极端放在左下肢，负极端放在右上肢，心脏除极方向通常是从心脏的右上指向左下，与 II 导联几乎位于同一平面上，因此心脏电活动朝向 II 导联的正极端。

室上性节律起源于心室以上的部位，因此，被称为室上性节律。

窦性心律

如图 2.2 所示，窦房结通常是心脏第一个发生除极的区域（注意：本图和书中其他相似的图并不是心脏解剖图，而是心脏传导系统的图解说明）。由于窦房结位于右心房的右上部，电活动向下并向左扩散。实际上，电活动向多个方向扩散，但标准心电图测量的是电活动的平均向量。

II 导联的正极端在左下肢，因为电活动从窦房结开始除极，按正常的方式扩散至整个心房（按平均

当前向量

电 极   电 极   P 波

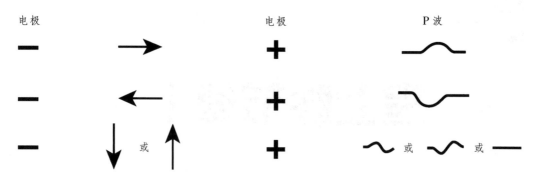

图 2.1 不同朝向的电活动产生形态不同的 P 波。

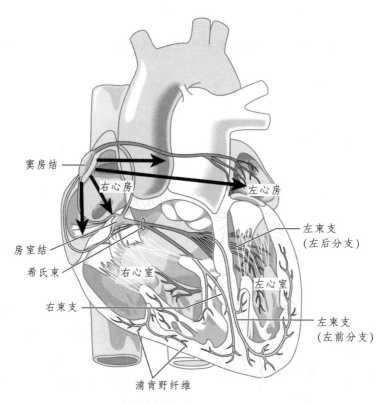

窦房结

右心房   左心房

                                         左束支
                                         (左后分支)

房室结

希氏束   右心室   左心室

右束支   左束支
                                         (左前分支)

浦肯野纤维

图 2.2 心房除极。

向量计算), 指向 Ⅱ 导联的正极端, 因此, 在心电图的 Ⅱ 导联上记录到直立的 P 波。

正常的激动起源和传导

心脏正常的起搏点(pacemaker)在窦房结。这里的"pacemaker"一词指的是心脏内部具有自律性的区域。自律性即指在没有外部刺激的情况下有规律的除极模式(但是包括自主神经系统在内的各种因素可以改变除极的速度)。电池驱动的电子起搏器通常用于心率非常慢的患者或其他情况下的心脏起搏。在本章中,"pacemaker"一词指的是自然发生的起搏点。

在没有外界刺激的条件下, 除了窦房结以外, 心脏其他组织也具有自律性。正常情况下, 窦房结的除极频率最快, 使得其他起搏点除极之前就被窦房结产生的除极电活动"重置"。若窦房结未能及时除极, 位于房室交界区和心室等区域的辅助起搏点可以控制心脏的起搏。当窦房结不能发生除极或除极频率过慢时,通常位置较低的起搏点(即位于心室的起搏点)具有较慢的固有频率,所以位置相对较高的起搏点(如房室交界区)通常会优先接管起搏心脏。即使窦房结除极频率正常,许多因素也可以激发辅助起搏点,从而产生非窦房结起源的搏动。

心脏除极的正常扩散如图 2.3 所示。如前所述,除极通常自窦房结自发开始(图 2.3 中 A)。心房细胞的细胞内液通过缝隙连接与邻近细胞的细胞内液相交通,使除极电活动在整个心房中从一个细胞扩散到另一个细胞(图 2.3 中 B)。这便产生了心电图上的 P 波。房室结被心房组织包围,因此,心房除极过程中电活动也到达房室结。正常情况下,将心房与心室分离的组织不传导电流,除极电流到达心室的唯一正常途径是通过房室结及其下属传导系统,即希氏束。房室结的电活动传导速度比传导系统的其他部分慢;这使得电活动传到心室之前有轻微的"延迟"(图 2.3 中 C)。从生理上讲,这种延迟是为了心房收缩有足够的时间,并在心室除极(以及随后的心室收缩)之前使心室进一步充盈。房室结和希氏束交汇的区域称为房室交界区。

电活动在房室结"延迟"后,将继续向下经希氏束(图 2.3 中 D)再扩散到左右束支(图 2.3 中 E)。希氏束和束支是专门用于传导电活动的组织(它们就像"导线"一样,迅速将电活动传入心室)。左束支实际上有两部分,即左前分支和左后分支,但就目前而言,大家可以简单地理解为右束支将电活动传入右心室,左束支将电活动传入左心室。束支以下是传导系统中最小的"导线",即浦肯野纤维(图 2.3 中 F)。浦肯野纤维均匀地分布在整个心室肌中,但不能与每个细胞都直接接触。没有与浦肯野纤维直接接触的细胞会被相邻的细胞除极,因为,跟心房一样,心室细胞的细胞内液通过称为缝隙连接的细胞与相邻细胞的细胞内液相交通。

由于心室肌细胞通过缝隙连接电耦联在一起,因此,到达心室(或从心室产生)的除极电活动可以不经过正常的传导系统进行传播,但这是一种更慢的且不那么有序的传导方式。传导系统的存在使心

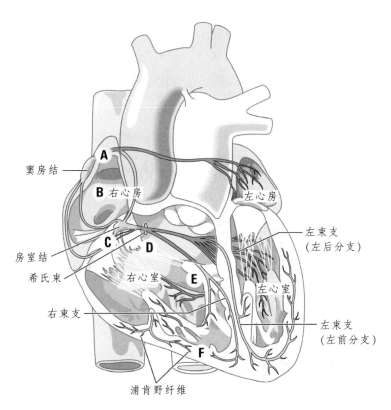

图 2.3　传导顺序。A,窦房结除极;B,除极扩布到整个心房;C,房室结的"延迟";D,希氏束除极;E,左右束支除极;F,浦肯野纤维除极。

室除极更加迅速而有序。通过正常传导系统扩散的除极电活动传播速度快,导致"窄"的 QRS 波群(即 QRS 波时限<100ms);而通过细胞到细胞的途径传播的除极电活动传播速度较慢,导致"宽"的 QRS 波群(即 QRS 波时限≥100ms)。

正常窦性心律

正常窦性心律是心脏的"正常"节律。正常窦性心律必须满足几个条件。"正常"心率(HR)被稍显武断地指定为 60~100bpm。正如名称中的"窦"字所示,在这种节律中,窦房结主导心脏的起搏。因此,一个直立的 P 波(代表心房除极)应该出现在 Ⅱ 导联中。如前一节所述,电活动自窦房结向下、向左,朝向 Ⅱ 导联的正极端。事实上,许多专家认为 P 波在 Ⅰ、Ⅱ、V5 和 V6 导联中必须都是直立的,才能真正辨认为窦性心律。实际情况是,如果 P 波在 Ⅱ 导联中是直立的,那么它通常(但不总是)在 Ⅰ、V5 和 V6 导联中也是直立的。

此外,节律规整且每个 QRS 波群前必须有一个相关的 P 波。图 2.4 显示了满足以上所有条件的窦性心律的心电图。图 2.4A 的两个短条图同时显示 Ⅱ 导联及 aVR 导联。注意,P 波在 Ⅱ 导联直立,在 aVR 导联倒置。因为 aVR 导联的正极端位于右上肢;因

此,向下和向左扩散的电活动更偏向 aVR 导联的负极端,远离 aVR 导联的正极端。故而,正常的窦性心律 P 波在 Ⅱ 导联直立,aVR 导联倒置。在没有技术误差的情况下,如果 P 波在 Ⅱ 导联直立,那么几乎可以肯定它在 aVR 导联中是倒置的。图 2.4B 中长 Ⅱ 导联条图显示节律规整的窦性心律和每个 QRS 波群前有一个相关的 P 波。像这样较长的条图通常被称为节律条图。

窦性心律不齐

窦性心律不齐是指满足正常窦性心律的其他条件(频率在 60~100bpm,Ⅱ 导联 P 波直立,每个 QRS 波群前有一个相关的 P 波)但节律并不规整(即 RR 间期有变化)。比较图 2.4 和图 2.5,图 2.4 中节律规整,即 RR 间期变化小。而图 2.5 中的 RR 间期明显不齐。RR 间期不齐指的是最短和最长的 RR 间期之差至少有 80ms(心电图纸上的两个小格)。

RR 间期的一些变化是正常的,通常与呼吸有关。吸气时膈肌下移,胸腔压力降低,迷走神经兴奋性减低,心率增快。呼气时则相反,迷走神经兴奋性增高,心率降低。心率随吸气而增加(RR 间期缩短),随呼气而降低(RR 间期延长)是属于正常情况。窦性心律不齐只是这种正常变化的一种夸张说法。与呼

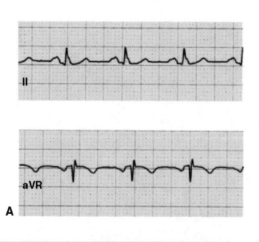

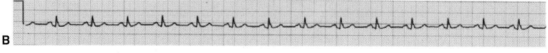

图2.4 正常的窦性心律。(A)P 波在 Ⅱ 导联直立,在 aVR 导联倒置。(B)节律规则,频率 60~100bpm。每个 QRS 波前有一个相关的 P 波,PR 间期恒定。

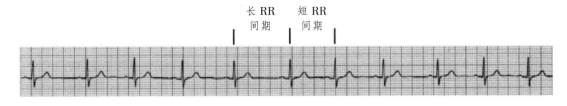

长 RR 间期　短 RR 间期

图 2.5　窦性心律不齐。

吸相关的窦性心律不齐有时也被称为时相性窦性心律不齐。有时窦性心律不齐与呼吸无关；这可以被称为非时相性窦性心律不齐。

窦性心动过速和窦房结折返性心动过速

如果所有正常窦性心律的条件都具备，只有心率>100bpm，则称为窦性心动过速（图 2.6）。这个术语只表示心率快。随着心率的增加，P 波的识别可能会变得更加困难。在图 2.6A 中，P 波清晰可见。但在图 2.6B 中，心率更快，P 波与前一心搏的 T 波重叠，使其难以区分。如果图 2.6B 是在运动过程中记录的，可以合理地认为它是窦性心动过速。然而，如果在安静状态下记录到这样一份心电图，那很可能是另一种窦性节律，即窦房结折返性心动过速，异常的电活动在窦房结内快速环绕折返，导致快速的心室率。当电活动反复重新回到窦房结，它被称为折返或环路电流。由于初始的电活动起源于窦房结，因此 P 波形态正常、节律规整，但频率常大于100bpm。

窦性心动过速的心率通常是逐渐增快的，例如，心率可以从 70bpm 增加到 80bpm，再到 90bpm，以此类推，直到>100bpm。窦性心动过速恢复至正常频率

时也是逐渐降低的。相反，窦房结折返性心动过速就具有突发突止的特点。例如，心率可以在一次心搏从70bpm 增至 150bpm，终止同样也是突然的。如果记录到了心动过速的开始或结束，诊断就简单了。如果图 2.6 所示的节律呈突发突止，几乎可以确定是窦房结折返性心动过速；如果是逐渐发生和逐渐终止的，就意味着是窦性心动过速。如果没有记录到发作的开始，那么发作的频率和节律是否规整可以为诊断提供重要的线索。较高的频率和恒定的 RR 间期更可能是窦房结折返性心动过速，而较低的频率和变化的 RR 间期则更倾向于诊断为窦性心动过速。在节律不能确定的情况下，通常会在诊断中加入"或"这个词，因此，图 2.6B 可能被描述为"窦性心动过速或窦房结折返性心动过速"。

窦性心动过缓

窦性心动过缓（图 2.7）是指心率减慢，通常定义为心率<60bpm。除了频率慢外，还应满足窦性心律的诊断标准。当心率很低时，有时会用显著性窦性心动过缓一词，如图 2.7B 所示。心率缓慢常出现在病理情况下，但也可以见于高强度训练的耐力运动员（因迷走神经张力增高）和服用 β-肾上腺素能拮抗剂药物（通常称为 β-受体阻滞剂）的患者。

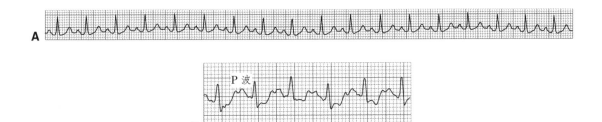

A

B

P 波

图 2.6　窦性心动过速。(A)心率约为 123bpm。(B)心率约为 150bpm。

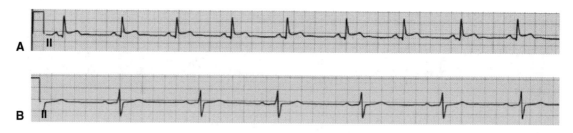

图 2.7 窦性心动过缓。(A)心率约 55bpm。(B)心率约为 42bpm。

窦性停搏

P 波的延迟出现(图 2.8)可能是由多种机制引起的。包括窦房结除极失败或窦房传导阻滞(即窦房结电活动不能传导至心房)。通过心电图确定延迟的机制比较困难,但这并非不可能。不论机制如何,一般"窦性停搏"可以用来描述这种现象。

请注意,在图 2.8A 中,暂停后,节律恢复,P 波看起来像正常的 P 波。在图 2.8B 中,节律恢复,出现一个正常的 QRS 波群,之前没有 P 波。正如下面几节所讨论的,这意味着该心搏并非起源于窦房结。

窦性停搏的时长可以测量。图 2.8A 心电图描述为"窦性心律,窦性停搏 1.16s"。停搏时长是从停搏前 P 波的起始至停搏后 P 波的起始 (本病例中,共计 29 个小格,相当于 1160ms 或 1.16s)进行测量。

房性期前收缩

房性期前收缩是指一种过早(提前出现的)起源于窦房结以外、心室以上部位(心室以上的部位包括心房或房室交界区)的搏动。一般而言,在正常起搏点(窦房结)以外的心脏区域发生的除极被称为"异位"。这些异位除极的起源区域被称为异位节律点。

期前收缩可起源于心脏的许多部位。由心室上方(室上性)起源的过早除极有很多术语,最常见的是房性期前收缩(PAC)。用于描述这类搏动的其他术语还有房性过早搏动(APB)和房性过早除极(APD)。术语交界性期前收缩(JPC)也用来描述某些室上性搏动。

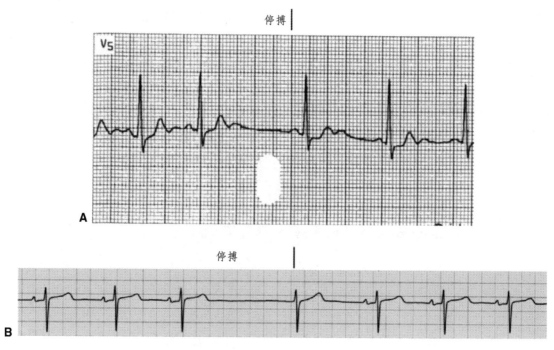

图 2.8 窦性停搏。(A)节律随着窦性 P 波而恢复。(B)节律随着异位起搏而恢复。

房性期前收缩起源于心房或房室交界区的异位节律点。因 P 波代表心房的除极,所以窦房结以外的心房区域出现的除极,在心电图上通常记录到与窦性 P 波形态不同的 P 波。激动完心房并下传到心室,它们通常也需要不同的时间,因此,房性期前收缩的 PR 间期可能与窦性搏动时不同。起源于心房上部或中部的房性期前收缩仍在 II 导联上记录到直立的 P 波,这是因为心房除极的平均电向量仍指向 II 导联的正极端 (图 2.9)。房性期前收缩必须是提前出现的,如图 2.10 所示,提前出现 P 波与其前的窦性 P 波之间的间期短于其他的 PP 间期,这是一种表示 P 波提前出现的方式。

通常情况下,房性期前收缩通过房室结下传心室,形成一个正常形态的 QRS 波群。这是因为整个传导过程经正常的传导通路(房室结、希氏束、束支、浦肯野纤维)传导,唯一的异常是心房内的传导。房性期前收缩导致心室传导异常(畸变)的情况将在后面讨论。有时房性期前收缩根本不能下传心室,通常是因为房室结仍处于不应期;这称为受阻的或未下传的房性期前收缩(图 2.11)。图 2.11 中显示了房性

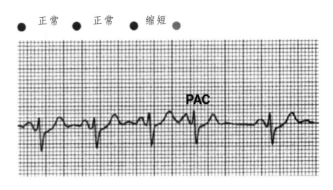

图 2.10　房性期前收缩(PAC)。PP 间期显示在条图的左上角。

期前收缩的 P 波落在了前一次窦性搏动的 T 波上。这个 P 波来得太早,传导系统的其余部分仍处于不应期,以至于它无法传入心室。这个例子中的窦性 P 波是双相的,因为这个图是用 V1 导联记录的,V1 导联上的 P 波通常呈双相。

如果提早的搏动起源于心房下部或靠近房室交界区,那么所产生的除极波通常以与起源于窦房结的搏动相反的方向在心房传播(图 2.12)。换言之,这些房性期前收缩是从下到上向心房扩散,而不是正常的窦性搏动从上到下传导。在本例中,心房的除极

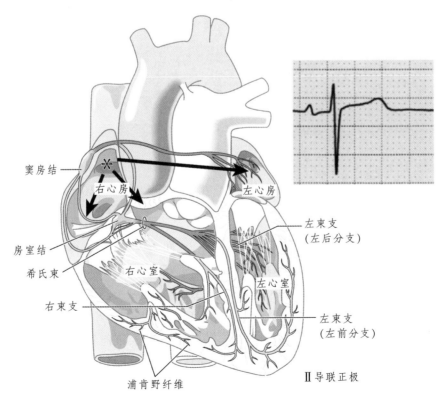

图 2.9　心房异位起搏点。相应的心电图显示在该图的右上方(星号表示异位起搏点)。

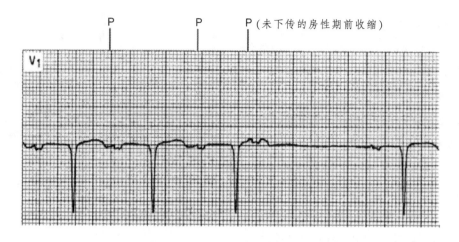

图 2.11 未下传(受阻)的房性期前收缩。

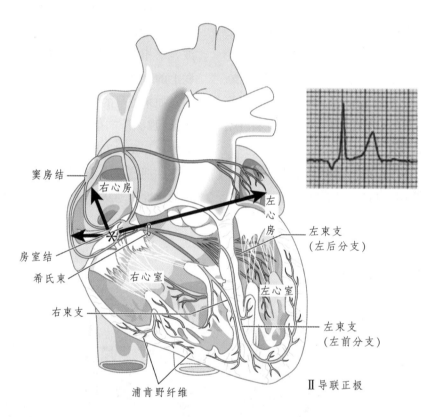

图 2.12 房室结附近的房性异位起搏点。相应的心电图显示在该图的右上方(星号表示异位起搏点)。

从 II 导联的正极向外扩散,从而在该导联上产生倒置的 P 波。除极通常也会扩散到心室;并且通过正常的传导通路下传,所以形成了正常形态的 QRS 波群。根据房性期前收缩起源的确切位置,以及心房、交界区和心室的主要情况,可能会发生心房先于心室除极(但是反向的,也叫逆行,因为冲动从下到上传导)的情况,以及与心室几乎同时除极或晚于心室除极。

如果除极波先扩散至心房,一个倒置的 P 波会出现在 QRS 波群前(图 2.13A);如果除极波先扩散至心室,再扩散至心房,一个倒置的 P 波会出现在 QRS 波群后(图 2.13B);如果心房和心室的除极几乎同时完成,可能看不到 P 波(图 2.13C),因为较大的心室除极事件(QRS 波群)掩盖了相对较小的心房除极事件(P 波)。因此,起源于心房下部或房室交界区的搏动可能在 QRS 波群之前或之后出现倒置的 P

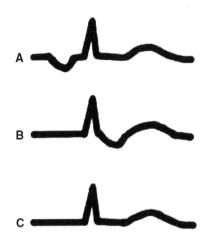

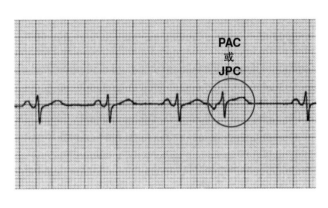

图 2.14 起源于房室交界区或附近的异位搏动。

图 2.13 逆向传导的 P 波。(A)负向 P 波位于 QRS 前；(B)负向 P 波位于 QRS 后；(C)无可见的 P 波。

波，也可能根本没有 P 波。

交界性期前收缩

图 2.14 显示了在 QRS 波群前有倒置 P 波的房性期前收缩。伴有倒置 P 波或没有 P 波的期前收缩有时候是交界性期前收缩，因为它们起源于房室交界区或其附近。实际工作中，常常很难通过心电图判断这些搏动是来自心房下部还是来自房室交界区。

房性二联律、三联律、四联律

按一定规律出现的房性期前收缩还有一些常用的术语来形容。房性二联律(图 2.15A)是指连续两

个心搏中有一个是房性期前收缩。房性三联律（图 2.15B)和房性四联律(图 2.15C)分别是指每 3 个或每 4 个心搏中有一个是房性期前收缩。

异位房性心动过速

连续出现 3 个及 3 个以上的房性期前收缩被称为房性心动过速。"异位"一词被用来描述起源于窦房结以外区域的除极，因此，异位房性心动过速是用来描述起源于心房而非窦房结的心动过速。图 2.16 显示了 2 个异位房性心动过速的例子。有时很难鉴别窦性心动过速和异位房性心动过速。如前所述，异位搏动通常有与正常情况不同的 P 波和（或)PR 间期。然而，即使已知正常的 PR 间期和 P 波形态，窦性心动过速也可能会影响 P 波的形状和房室传导所需的时间。

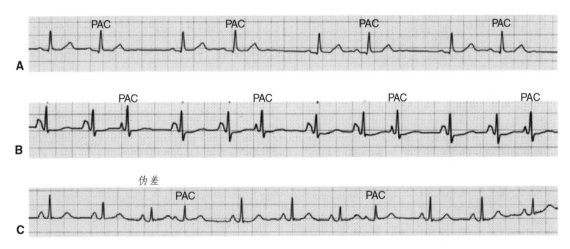

图 2.15 房性期前收缩模式。(A)房性二联律。(B)房性三联律。(C)房性四联律。

有一些规则可以帮助鉴别，但这些规则也不能完全有效。如果记录到了心动过速的开始或结束，诊断就容易得多，因为异位房性心动过速通常会有突发突止的特点。图 2.16B 展示了频率是如何突然变化的：初始节律为窦性心动过速，房性期前收缩后诱发短阵的异位房性心动过速。注意第一个异位的房性 P 波落在了前一次窦性搏动的 T 波上。这时 P 波并不明显(但出现在 T 波上)，直到窦性 P 波在条图的末端重新出现。窦性心动过速通常是逐渐发生的，逐渐恢复。但也有例外，如前面描述的窦房结折返性心动过速，也具有突然发作的特点。窦房结折返性心动过速的 P 波与正常的窦性 P 波相似 (因为均起源于窦房结)，而异位房性心动过速的 P 波与窦性 P 波不同。电交替是 R 波的高度(振幅)有规律交替的现象，通常发生在异位房性心动过速中，但在窦房结折返性心动过速中并不典型，如图 2.16A 所示。

观察 RR 变异性(RR 间期之间的变化)也很有帮助。在异位房性心动过速和窦房结折返性心动过速中，RR 间期通常非常恒定，而在窦性心动过速中，通常可以看到变化。回顾关于窦性心律不齐的讨论，呼吸常会改变心率(即 RR 间期)，所以说，如果呼吸引起 RR 间期改变，更有可能是窦性心动过速，因为异位房性心动过速和窦房结折返性心动过速通常不受呼吸的影响。异位房性心动过速和窦房结折返性心动过速的频率常超过 160bpm；频率越高，窦性心动过速的可能性就越小。发作时的状态也是相关的。前面的讨论是假定患者处于静息状态。在剧烈运动时，年轻人的窦性心动过速通常高达 180~200bpm，但在静息时，窦性心动过速的频率>140bpm 是不常见的(但这是有可能的)。

房室结折返性心动过速

电活动可在房室结周围快速循环，类似于窦房结折返性心动过速时电活动在窦房结周围快速循环。由房室结周围的折返形成的心动过速被称为房室结折返性心动过速(AVNRT)。P 波通常不可见或是倒置的，紧跟在 QRS 波群后。

图 2.17A 显示了异位房性心动过速和 AVNRT 的两种类型(图 2.17B 和 C)。请注意，异位房性心动过速在 QRS 波群前可见倒置的 P 波 (回顾一下，异位房性心动过速的 P 波可以是直立的，也可以是倒置的)。将其与两例 AVNRT 进行对比，P 波要么不可

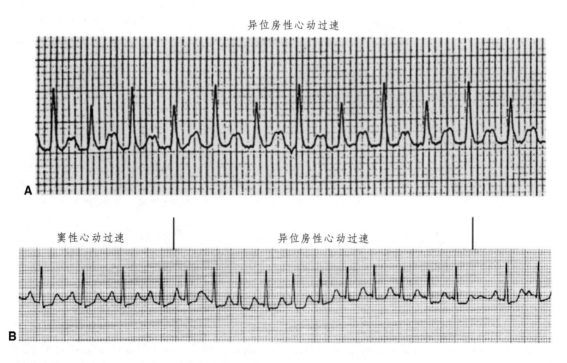

异位房性心动过速

A

窦性心动过速　　　异位房性心动过速

B

图 2.16 异位房性心动过速。(A)注意 R 波高度的变化(电交替)。(B)在发作和终止时频率的突然变化有助于鉴别异位房性心动过速和窦性心动过速。

见(图 2.17C),要么是倒置的,并紧跟在 QRS 波群后 (图 2.17B)。

通常将这三种情况称为交界性心动过速。由于机制不同,最好将异位房性心动过速与房室结折返性心动过速区分开来。

交界性逸搏

如前所述,房室交界区附近的区域具有自动除极的能力。如果不加干涉,"结区"将以 40~60bpm 的速度有规律地除极。通常窦房结以较快的速度除极。由于每次窦性除极会重置心脏的其他起搏点,次级起搏点(如房室交界区)通常不会显现出来,除非窦房结未能除极或以异常缓慢的速度除极。

交界性逸搏的形态与之前描述的交界性期前收缩的形态相同,不同之处在于交界性逸搏不是提前出现的。事实上,它们可以被认为是延迟出现的,因

为它们通常只有在窦房结或其他高位起搏点不能及时发放激动时才会出现。这是一种保护机制;如果窦房结不能及时除极心脏,交界区和其他辅助起搏点可以代替。

如前所述,起源于房室交界区及其附近的激动通常会形成一个形态正常的 QRS 波群,且没有明显的 P 波,QRS 波群前出现倒置的 P 波,或 QRS 波群后出现倒置的 P 波。QRS 波群的形态通常是正常的,因为心室是经正常的心室传导系统发生除极的。

图 2.18A 显示了一次交界性逸搏(基础节律为窦性心动过缓)。在这个病例中,窦房结除极发生了一次延迟。延迟时间足够长,让房室交界区起搏点激动得以发生。

在图 2.18B 中,窦房结要么除极失败,要么除极足够慢到交界区的起搏点夺取了对节律的控制,这通常被称为交界性逸搏心律。交界性逸搏心律的频率一般<60bpm。

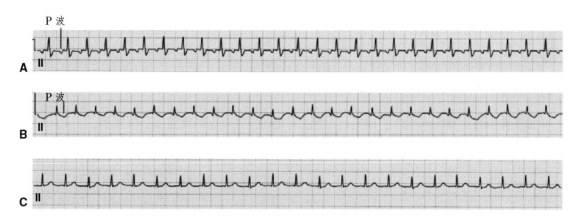

图 2.17　交界性心动过速。(A)异位性房性心动过速显示 QRS 前有倒置的 P 波。(B)房室结折返性心动过速显示 QRS 波群后有倒置的 P 波。(C)房室结折返性心动过速显示没有可见的 P 波。

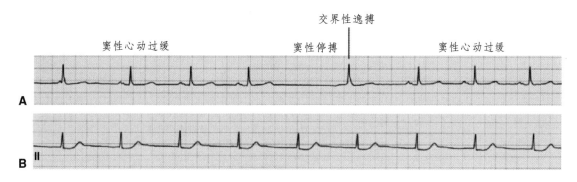

图 2.18　(A)交界性逸搏。(B)交界性逸搏心律。

加速性交界性心律

起源于房室交界区及附近的节律(窄 QRS 波群前无或有倒置的 P 波),频率为 60~120bpm,被称为加速性交界性心律。虽然超过 100bpm 通常被定义为心动过速,但一些专家将心率为 60~120bpm 的交界性心律定义为加速性交界性心律,而有的专家将心率限定为 60~100bpm。这个术语只是表示心率较交界性逸搏快,但较交界性(异位房性)心动过速慢。图 2.19 中显示了两个示例。与其他交界性节律一样,P 波可能不存在或是倒置的。

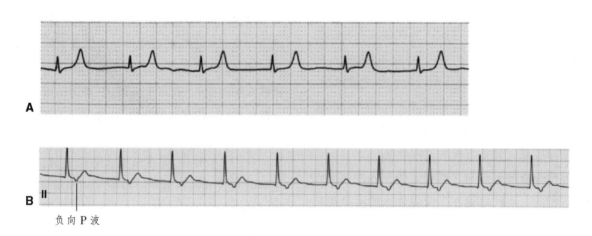

图 2.19　加速性交界性心律。(A)加速性交界性心律,频率约 70bpm,没有可见 P 波。(B)加速性交界性心律,频率约 64bpm,QRS 后有倒置 P 波。

临床图例回顾

一例心脏康复Ⅱ期的患者完成运动试验的第一阶段后,在恢复期感觉"心悸"明显。

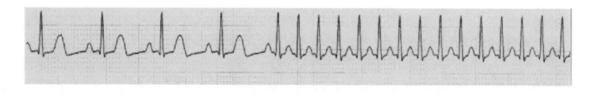

医生在遥测心电监测仪上发现了一段短阵的室上性心动过速,很可能是房室结折返性心动过速。患者病情稳定,且在发作后无任何不适。测量血压并询问患者有无症状,药物的变化、习惯、活动及其他因素,然后联系患者的医生进行进一步诊治。

测试

1.描述心肌除极的正常顺序。

_____

2.描述如图所示的节律。

_____

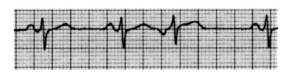

3.描述如图所示的节律。

_____

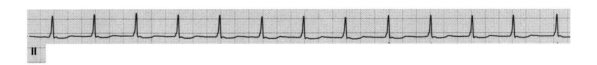

4.描述如图所示的节律。

_____

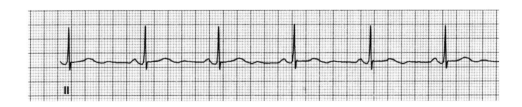

解析练习

为了系统地分析心电图,我们将提出一系列的问题,这些问题将帮助分析、诊断心电图。现在,我们将重点讨论一些基本问题。

1.P 波是否存在?P 波是否直立(Ⅱ导联)且形态一致?心率是缓慢(<60bpm)、正常(60~100bpm)还是增快(>100bpm)? 节律是否规则?

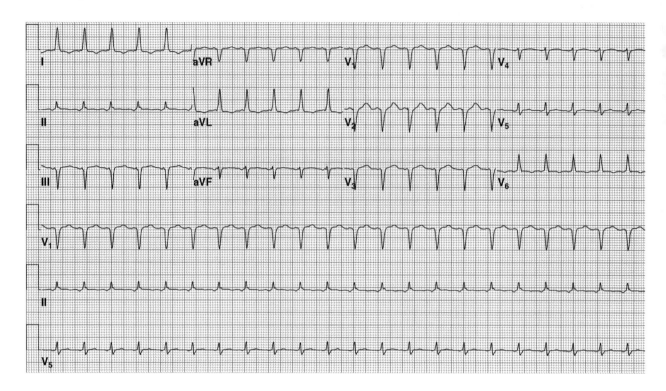

答案:P 波是存在的;Ⅱ导联上,在每个 QRS 波群前,均有振幅低的倒置 P 波;心率是增快的;节律规则。整合本例心电图所有信息,可以看到节律快而规则,心率>100bpm,在每个 QRS 波群前有倒置的 P 波。解析:异位房性心动过速。

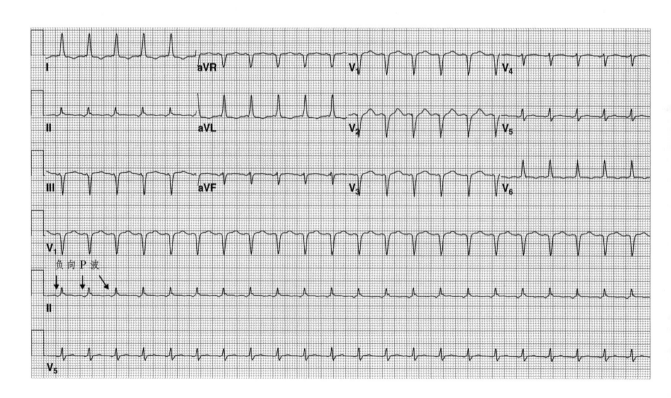

2. P 波是否存在？P 波是否直立且形态一致？心率缓慢（<60bpm）、正常（60~100bpm）还是增快（>100bpm）？节律是否规则？

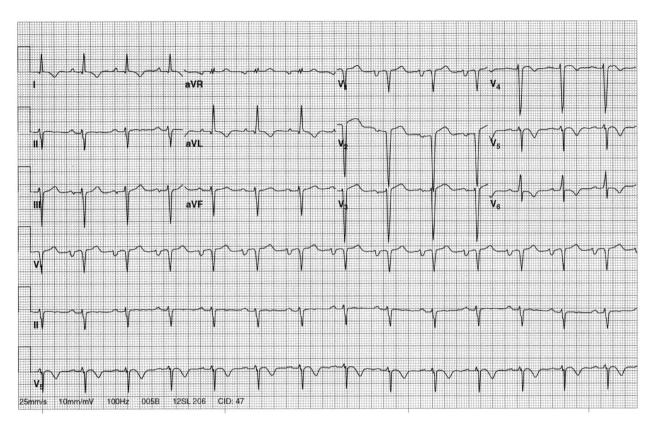

答案：P 波是存在的；P 波直立且形态一致；心率正常，使用条图底部的 6 秒线，可以估算心率 85bpm；节律规则。解析：正常窦性心律。

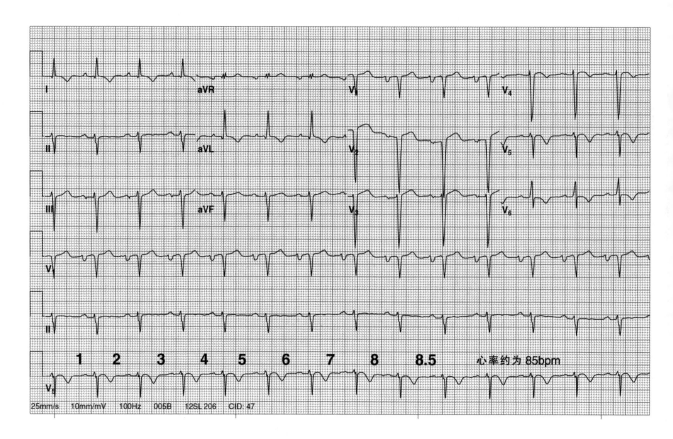

（王玲莉 邓国兰 译）

第 **3** 章

室上性节律 Ⅱ

临床图例

一例心脏康复Ⅲ期患者主诉在运动后恢复阶段感觉到"很多漏搏",而患者既往脉搏是规则的。记录到的一段心电图显示很多像伪差一样的波形,并且节律非常不规则。

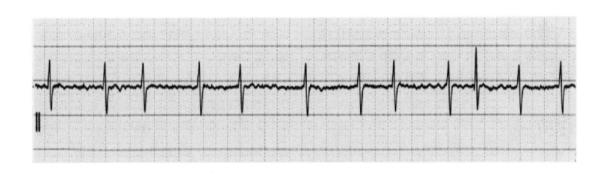

心房颤动

心房颤动时,电活动非常紊乱,心房没有有序的收缩活动。心房是在颤动而非收缩,心房收缩对心室充盈的正常作用消失。正常的 P 波源自整个心房有序的电活动传播,所以 P 波也会消失。心房颤动时,心房内数百个区域独立地向不同的方向除极,因此心电图上不显示有规律的心房电活动迹象。取代 P 波的是颤动波或 f 波。这些 f 波(图 3.1)可以是非常细小的波,其基线看起来几乎是平坦的(图 3.1A),也可以是杂乱的、大小不等的波,偶尔看起来像 P 波(图 3.1B)。

心室率是决定心房颤动患者临床症状的重要因素之一,即心室率取决于数百个心房冲动中有多少

个能够使房室(AV)结除极。由于这些脉冲来自不同的方向,并且是随机的,因此,向下传导到心室的过程是非常随机的。房室结除极后常经过正常的房室传导通路(房室结、希氏束等)进行传导;因此,房颤中的 QRS 波群形态通常是正常的。

无论房室结(及心室)除极的平均速率如何,节律都是不规则的。经常用"心律绝对不齐"这个不常见的术语来描述心房颤动时的心室除极模式。如图 3.2 所示,心室率(或心室反应)可以从缓慢(图 3.2A)到适中(图 3.2B),再到快速(图 3.2C)。然而,在这些病例中,心室律都是非常不规则的。在许多心律失常中,节律虽然是不规则的,但这种不规则以一种可预测的模式出现。例如,房性三联律中第 3 个搏动是提前出现的。因此,房性三联律也称为"有规律"的不规则,因为它的不规则是以一种特定的模式发生的。将

29

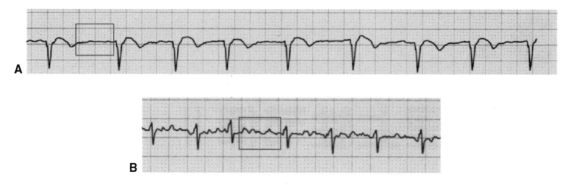

图 3.1 f 波。(A)细颤波。(B)粗颤波。

其与图 3.2 中的图例进行对比。心房颤动的模式是"无规律"的不规则,因为心室活动的出现,没有可预测的模式。但在心率较快时,这种"不规则"可能不太明显。图 3.2C 中的 QRS 波群可能看起来相当规则,仔细测量 RR 间期就会发现事实并非如此,实际上是相当不规则的。较快的心率只是让快速识别这种"不规则"变得更加困难了一点。检查 RR 间期的规律性对于区分心房颤动和其他心律是非常重要的。

心房扑动

在心房扑动时,心房的除极以一种有序的周期性模式进行,并在一个非常高的速率下发生,这形成了独特的"锯齿状"波形。心房扑动的 F 波如图 3.3 所示。心房颤动的房颤波,用小写"f"表示,心房扑动的锯齿样扑动波则用大写的"F"来表示。

心房扑动时,心房率常接近 300bpm。心室率可

能会有所不同。在某些情况下,F 波按一定的比例下传心室;图 3.3A~C 显示了房扑波按 4:1 或 2:1 下传心室的模式。有时房室传导会发生变化,如图 3.3D、E 所示。

心房扑动时心房率和心室率可以分别描述。例如,在图 3.3C 中,心房率约为 300bpm,心室率约为 75bpm。测量心房率和心室率是再次检查房室传导比例的好方法。在本图例中,因为心房率(300bpm)是心室率(75bpm)的 4 倍,也证实了 4:1 传导的存在。由于第 4 个 F 波与 QRS 波融合,不仔细观察可能会导致误诊为 3:1 的扑动。

虽然标准的 12 导联心电图在这里未进行详细讨论,但是,F 波通常在 Ⅱ、Ⅲ、aVF 导联(统称为下壁导联,反映的是心底部的电活动)最明显。图 3.4 显示了两份 12 导联的心房扑动的图例。请注意,F 波在 Ⅱ、Ⅲ 和 aVF 导联上清晰可见,但并非在所有导联中都很明显。

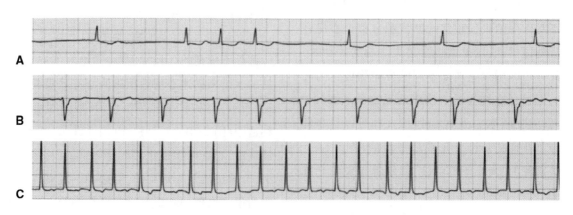

图 3.2 心房颤动。(A)缓慢心室反应。(B)适度的心室反应。(C)快速心室反应。

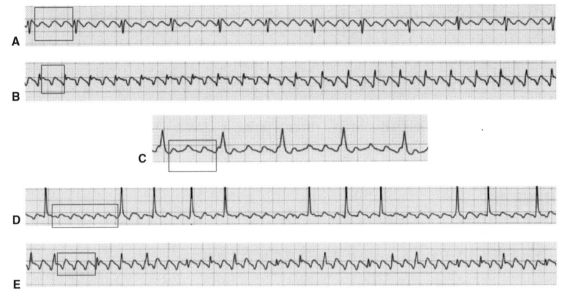

图 3.3　心房扑动。从 A 到 E 中的方框内是 F 波。(A,C)4:1 房室传导。(B)2:1 的房室传导。(D,E)可变房室传导。

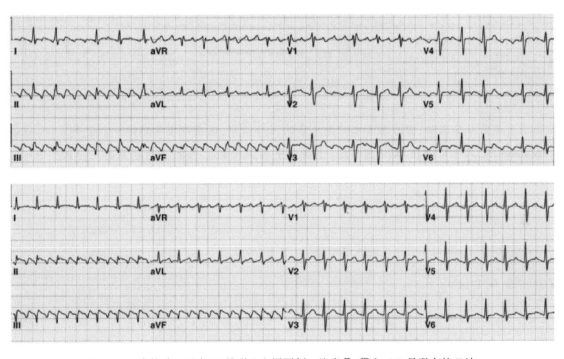

图 3.4　心房扑动。两个 12 导联心电图图例。注意 Ⅱ、Ⅲ 和 aVF 导联中的 F 波。

心房内游走心律和多源性房性心动过速

　　心房内游走心律和多源性房性心动过速的心电图表现相似,主要的区别在于频率。这两种情况下,心房内有多个起搏点(因此被称为是游走或多源),P 波在外观上是不同的。这些节律的公认标准是存在≥3 种不同的 P 波形态。在图 3.5 中圈出了不同形状的 P 波。PR 间期也可能不同,这与之前描述的房性期前收缩的原因相似。事实上,这些节律可以被认为是"频发房性期前收缩"的特殊情况。

　　由于起搏点多,节律往往是不规则的,甚至可能是"无规律"的不规则。但与心房颤动相比,P 波仍然可见。当频率>100bpm 被认为是心动过速。因此,图 3.5A 被称为多源性房性心动过速,而图 3.5B 则被认为是心房内游走心律(因为频率<100bpm)。

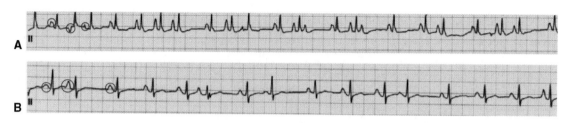

图 3.5 (A)多源性房性心动过速。(B)心房内游走心律。圆圈表示不同的 P 波形态。

临床图例回顾

一例心脏康复Ⅲ期患者主诉在运动后恢复阶段感觉到"很多漏搏",而患者既往脉搏是规则的。记录到的一段心电图显示很多像伪差一样的波形,并且节律非常不规则。

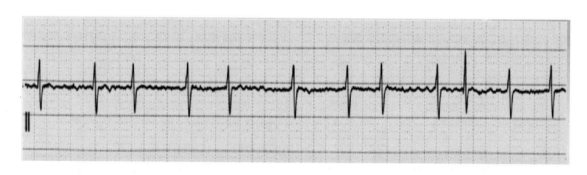

该条图节律是心房颤动;因为患者之前为正常的窦性心律,这是临床状态的一个重要变化。该患者血压为 136/82mmHg,与平时一样,无任何不适。患者被要求留在康复中心,同时联系其主治医生进行进一步诊治。

测试

1.怎样区别"f"波和"F"波?

2.请描述以下心律失常 RR 间期的特点:

- 心房扑动

- 心房内游走心律

- 心房颤动

3.请描述下图的节律。

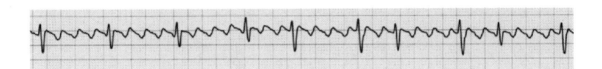

4.请描述下图的节律。

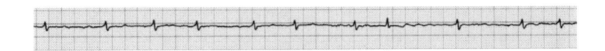

5.请描述下图的节律。

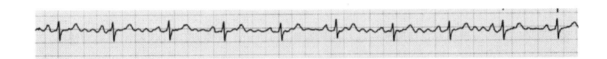

解析练习

1.P 波是否存在? P 波是否直立且形态一致? 心率缓慢(<60bpm)、正常(60~100bpm)还是增快(>100bpm)? 节律是否规则?

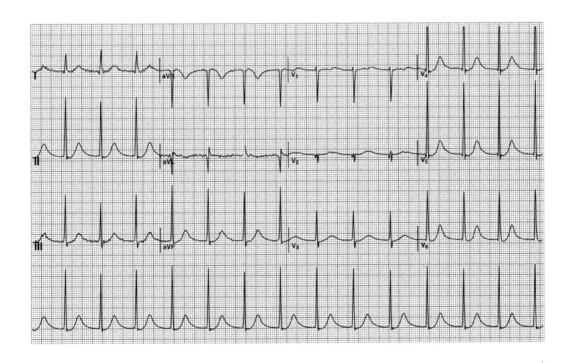

答案:P 波不存在;不适用,因为无 P 波;心率正常;节律规则。解析:加速性交界性心律。注释:有几个导联显示有干扰(例如,aVL 导联中的箭头所示),这可能是由准备欠佳和(或)患者的运动造成的。

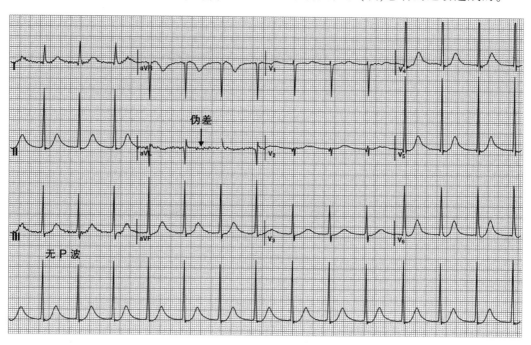

2.P 波是否存在? P 波是否直立且形态一致? 心率缓慢(<60bpm)、正常(60~100bpm)还是增快(>100bpm)? 节律是否规则?

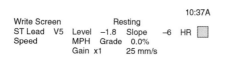

10:37A

Write Screen　　　　Resting
ST Lead　V5　Level　−1.8　Slope　−6　HR　□
Speed　　　MPH　Grade　0.0%
　　　　　　　Gain x1　　25 mm/s

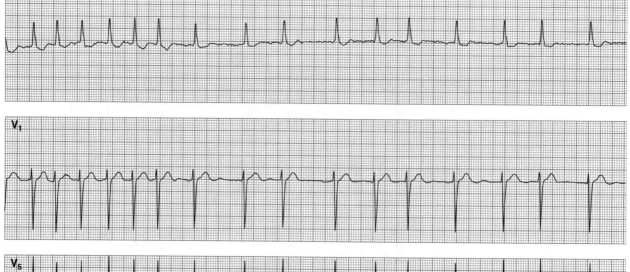

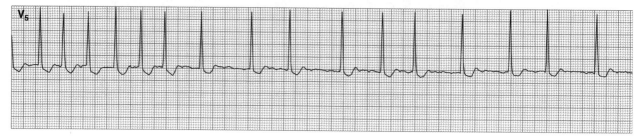

答案:P 波不存在,基线上偶尔显示一个看起来像 P 波的搏动,但并非规律发放的、有序的心房活动;不适用,因为无 P 波;心率变化很大;就平均心室率而言,心率较快;节律非常不规则,心律绝对不齐。解析:心房颤动。

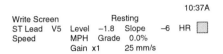

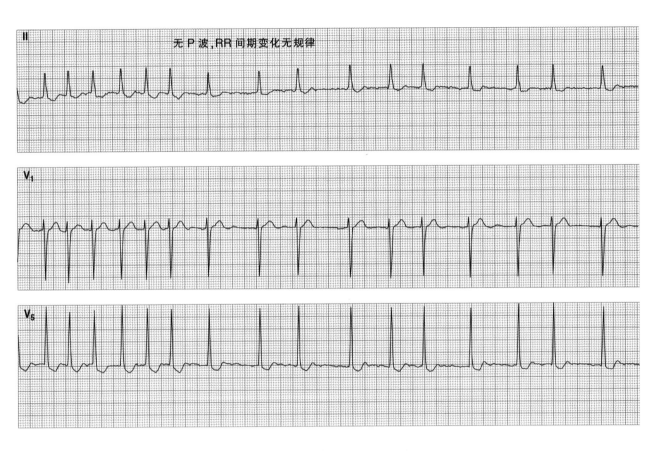

(王玲莉　邓国兰　译)

第 **4** 章

室性节律

临床图例

一例 30 多岁的男性患者主诉运动后感到不适。静息时采集的心电图显示为正常的窦性心律,但在运动负荷试验后的恢复期间,出现了如下情况:

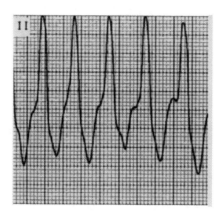

前几章中假定了 QRS 波群的形态是正常(窄)的,这是基于心室传导基本正常的推理。前面已经讨论了心房和房室交界区及其附近的各种异常,而且一直假定除极是通过正常传导系统(房室结、希氏束、束支和浦肯野纤维)到达心室心肌的。因此,QRS 波群的形态是正常的。以心房颤动为例,即使心房肌的电活动是不稳定且在功能上是无用的,仍假定到达心室的除极会产生形态正常的 QRS 波群。

当除极起源于心室的某个区域,心室肌细胞通过缝隙进行电耦联,这种除极将会扩散到整个心室,但这些电流不是通过正常的传导路径进行传播的,它们传播得很慢,且以一种不那么有序的方式进行传播。通过这种机制产生的 QRS 波群常被描述为

"宽大畸形";"宽"(通常定义为>100ms)是因为电流的传播速度比正常的慢,而"畸形"(与正常的 QRS 形态相比)是因为电活动没有通过正常的路径传导(图 4.1)。

室性期前收缩

图 4.2A 方框中的 QRS 比其他的 QRS 更宽,形态也不同。室性期前收缩(PVC)、室性过早除极(VPD)和室性期外收缩(VES)等术语可以互换使用来描述这类事件。最常用的术语是 PVC。这是一个恰当的说法,因为这些搏动提前(过早)出现并且发生在心室(室性复合波)。

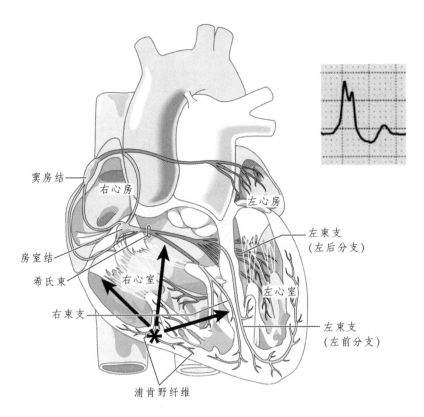

图 4.1　心室异位起源。星号表示异位起源点。对应的心电图显示在图的右上角。

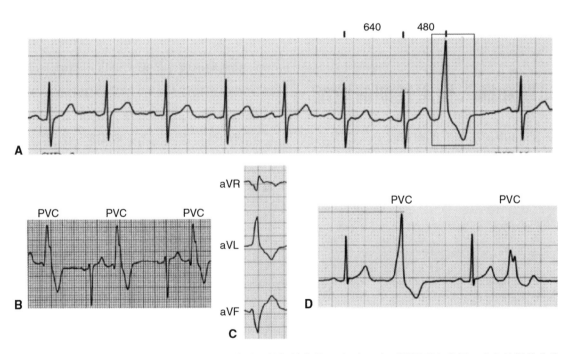

图 4.2　室性期前收缩。(A)显示 RR 间期(ms)。(B)单形室性期前收缩。(C)在 3 个不同导联上的同一个室性期前收缩。(D)多形室性期前收缩。

　　根据定义,室性期前收缩必须是提早出现的。注意在图 4.2A 中,正常的 RR 间期约为 640ms。室性期前收缩(方框)是提早的;从前一个正常心搏到室性

期前收缩的 RR 间期仅为 480ms。请注意室性期前收缩是"宽的"(QRS 时限>100ms),其形态与其他 QRS 波群不同。在室性期前收缩中,QRS 波群和 T

波的方向常常是相反的。在这个例子中,QRS 波群是正向的,而 T 波是负向的。

单形和多形室性期前收缩

单形室性期前收缩的形态彼此相似。图 4.2B 中为 3 个相似形态的(单形)室性期前收缩。图 4.2D 显示了同一导联中两种不同形态的室性期前收缩;这被称为多形室性期前收缩。图 4.2C 显示的是同一个室性期前收缩在 3 个不同导联中的形态。这说明,在不同的心电图导联中,同一个室性期前收缩看起来是不同的;多形室性期前收缩指的是在同一心电导联中看起来形态不同的室性期前收缩。

单形室性期前收缩形态一致,是因为它们起源于相同的异位起搏点;因此,它们有时被称为单源室性期前收缩。多形室性期前收缩可能起源于心室的不同区域,因此,有时称为多源室性期前收缩。这个说法可能不恰当,因为已经发现了形态不同(在同一导联上)的室性期前收缩实际上可能起源于相同的异位起搏点。所以,最好使用"多形"一词,因为它不意味多个异位起搏点。

代偿间期和插入性室性期前收缩

比较图 4.3 中的 2 个室性期前收缩。在图 4.3A 中,室性期前收缩之后紧接着一段停顿,然后下一个 P-QRS-T 出现,它按正常窦性节律发生,并没有受

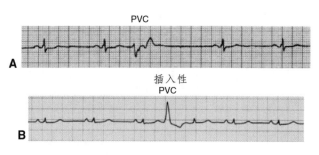

图 4.3　室性异位搏动。(A)室性期前收缩后有代偿间期。(B)插入性室性期前收缩。

到室性期前收缩的干扰。这是一例有代偿间期的室性期前收缩。室性期前收缩之后的停顿跟随着下一个 R 波的"按时"到来,换句话说,在上一个正常的 R 波之后有着 2 倍正常 RR 间期。现在再看看图 4.3B 中的室性期前收缩。在这个例子中,室性期前收缩正好落在一个正常的 RR 间期中间,对其他心搏的规律性没有影响(没有代偿间期),这被称为插入性室性期前收缩。一些插入性室性期前收缩确实会细微地改变节律,但这种变化远没有代偿间期那么明显。

室性二联律、三联律和四联律

室性期前收缩的模式可以用类似于房性期前收缩的术语来描述(图 4.4)。当每 2 个心搏中有一次室性期前收缩时,就称室性二联律(图 4.4A);当每 3 个心搏中有一次室性期前收缩时,就称室性三联律(图 4.4B);当每 4 个心搏中有一次室性期前收缩时,就称室性四联律(图 4.4C)。

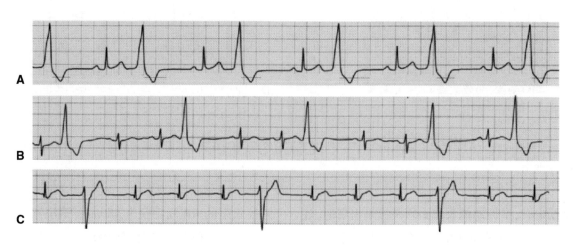

图 4.4　室性异位搏动。(A)室性二联律。(B)室性三联律。(C)室性四联律。

室性心动过速

当 2 个室性期前收缩连续发生时，称为室性成对，3 个则可称为室性三连。根据定义，≥3 次连续室性期前收缩也称为室性心动过速。图 4.5 显示了成对、三连和一些短阵室性心动过速的例子。室性心动过速仅仅是一串室性期前收缩（3 个或更多）。持续时间小于 30s 的室性心动过速通常被描述为"短阵"或"非持续性"，而持续时间>30s 的室性心动过速通常被描述为"持续性"室速。"自行终止"一词也用于描述短阵性室性心动过速。

室性心动过速可以通过 QRS 波群的形态进一步描述。例如，图 4.6B、C 中的图形可以描述为单形室性心动过速，因为可以看到 QRS 波群形态相对一致的情形。将其与图 4.6A 所示的非持续性多形室性心动过速和图 4.7 中的示例进行对比；在这些图例中，室性期前收缩形态并不都是一致的。

尖端扭转型室性心动过速

多形室性心动过速的一个重要亚型是尖端扭转型室性心动过速（"扭曲的尖端"）。注意图 4.7 中 QRS 波群的极性是如何反复变化的，波群的"尖端"交替地指向下和向上。认识到尖端扭转型室性心动过速是室速的一种特殊亚型是很重要的，因为其原因（电解质异常，某些药物等）可能是可逆的。

R-on-T 室性期前收缩

当室性期前收缩落在前一心搏的 T 波上时，有可能导致严重的心律失常，如心室颤动或室性心动过速。R-on-T 室性期前收缩并不总是导致恶性心律失常；通常情况下，它们并不会。然而，与不是 R-on-T 的室性期前收缩相比，R-on-T 室性期前收缩在统计学上引起严重心律失常的可能性要大得多。图 4.8A 显示的是 R-on-T 室性期前收缩并没有引发任何进一步的心律失常；图 4.8B 显示 R-on-T 室性期前收缩诱发了心律失常。

加速性室性自主心律

心动过速通常被认为是每分钟心跳>100 次。注意，图 4.9 中的节奏显示了 3 个或更多连续室性期前收缩的例子。如前所述，3 个或更多连续的室性期前收缩定义为室性心动过速。但是请注意，在图 4.9B 中，短阵的连续室性期前收缩频率明显<100bpm。仔细测量图 4.9A 中宽大畸形的心搏也可以发现，频率略<100bpm。因此，称这些事件为"心动过速"可能并不合适。加速性室性自主心律（AIVR）一词用来描

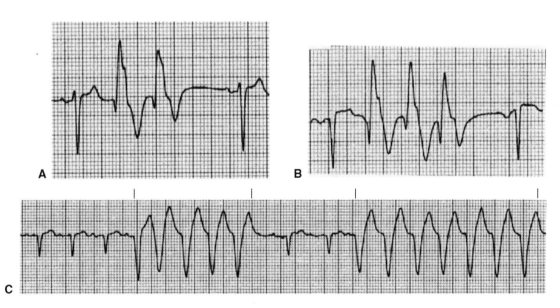

图 4.5　室性异位搏动。(A)室性成对。(B)室性三连(短阵性室性心动过速)。(C)两阵室性心动过速。

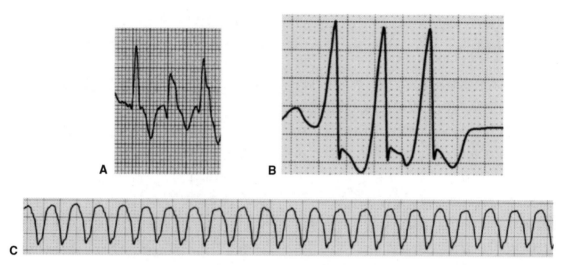

图 4.6　室性心动过速。(A)非持续性多形室性心动过速(三连)。(B)非持续性单形室性心动过速(三连)。(C)持续性单形室性心动过速。

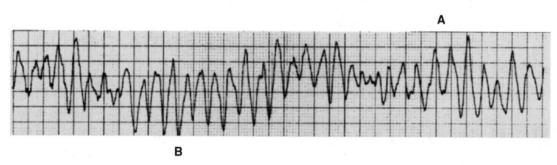

图 4.7　尖端扭转型室性心动过速。(A)表示尖端朝上。(B)表示尖端朝下。

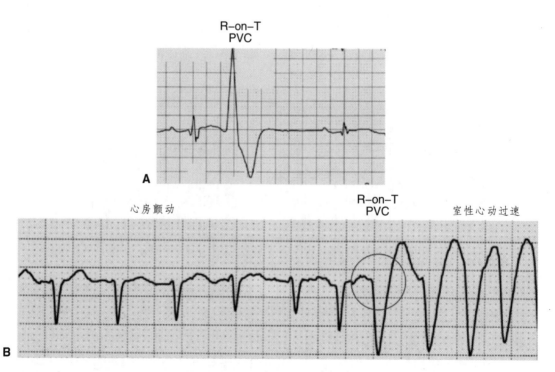

图 4.8　R-on-T 室性期前收缩,室性心动过速。(A)R-on-T 室性期前收缩未导致进一步异位搏动。(B)R-on-T 室性期前收缩(圈内)诱发室性心动过速。

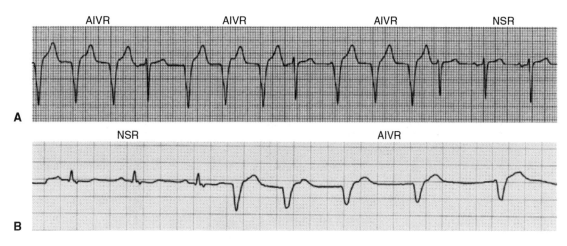

图 4.9　AIVR。正常的窦性心律(NSR)。(A)和(B)是 AIVR 的两个例子。

述有着正常频率的室性心律。除了频率之外,它的形态与室性心动过速相似,所以有时也使用"缓慢的室性心动过速"一词。

室性逸搏心律

室性逸搏(也称为室性自主逸搏)心律通常出现在高位起搏点(窦房结、房室结等)起搏失败或至少没能使心室除极时。因此,室性逸搏心律是具有保护性的;没有它们,心脏就会停止跳动。QRS 波群的形态与室性期前收缩相同 (因为这些搏动也起源于心室);然而,它们不是室性期前收缩。逸搏和逸搏心律并没有提前出现;只有当心脏正常起搏失败时才会出现。室性期前收缩和室性逸搏的 QRS 波群由于同样的原因显得"宽大畸形";它们不是通过正常的传导系统激动心室的。图 4.2 中宽大畸形的 QRS 波群出现得较早;因此,它们是室性期前收缩;图 4.10 中宽大畸形的 QRS 波群出现在长时间的心室停搏之后 (在此期间没有一个高位的起搏点发放冲动);因此,它们是逸搏。室性逸搏节律的心率通常相当缓慢,往往不足以支持重要器官充分地灌注。

心室颤动

当心室电活动不连贯、不规则,心室肌的许多区域以杂乱无章的方式迅速除极时,心脏就发挥不了泵的作用,心输出量下降到无法测量的水平。心室颤动的例子见图 4.11A。图 4.11A 显示较大的波动,有时称之为粗波形心室颤动。图 4.11A 下方的条图可见较小的波动,有时称之为细波形心室颤动。在这两种情况下,电活动的振幅都很低,看起来很混乱,几乎像伪差。在任何类型的心室颤动中,患者都是扪不到脉搏和无意识反应,几乎没有心输出量。如果心电图显示的图形看起来像是心室颤动,但患者呼之能应,有定向意识,或者可扪及脉搏和测量得出血压,那么这个图形不可能是心室颤动,显示屏上看到的一定是伪差。观察患者情况和判断心电图都是同等重要的。

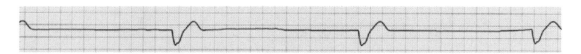

图 4.10　室性逸搏心律。

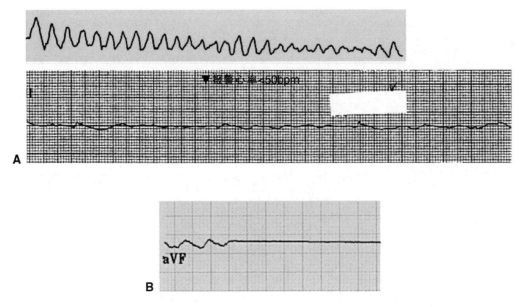

图 4.11 心室颤动。(A)显示粗波形室颤(上);显示细波形室颤(下)。(B)心脏停搏。

临终节律

临终节律是一个一般性术语，用来描述死亡前非常缓慢的节律。这些节律的起源点可以在不同的地方。图 4.10 所示的室性逸搏心律实际也可以算是一种临终节律。图 4.12 中的 2 张心电图来自同一名患者，显示了临终前的交界性逸搏心律(窄 QRS 波群，无 P 波)。在图 4.12B 的末尾处，心脏已经停止跳动(心脏停搏)。

心脏停搏

心脏停搏,如图 4.11 和 4.12 中下方条图的末端所示,实际上已没有节律;心脏没有任何明显的电活动。在这种情况下,所有的心肌起搏点都失效了,心脏没有发生除极。因此,心电图呈现一条"直线",就好像患者根本没有连接心电图机。心脏停搏的患者没有心输出量,因此,没有脉搏和意识。

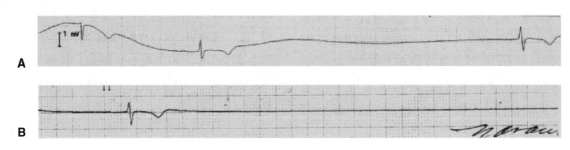

图 4.12 (A)临终节律。(B)心脏停搏。

临床图例回顾

　　一例 30 多岁的男性患者主诉运动后感到不适。静息时采集的心电图显示为正常的窦性心律,但在运动负荷试验后的恢复期间,出现了如下情况:

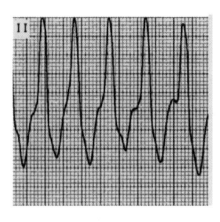

　　患者在该事件发生时呼之能应,有定向意识,在没有干预的情况下自行终止。由于室性心动过速是一种严重的、可能危及生命的心律失常,患者被留在负荷实验室并继续监测心电图,同时联系心内科主管医师进一步指导。

测试

1.请描述下图的节律。

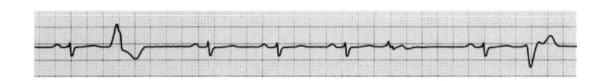

2.请描述下图的节律。

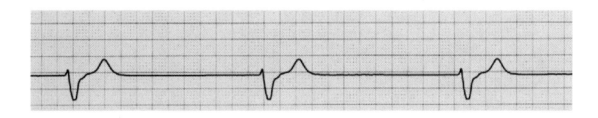

3.请描述下图的节律。

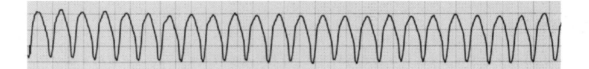

4.请描述下图的节律。

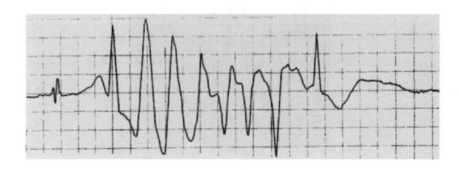

解析练习

1.P 波是否存在？P 波是否直立且形态一致？心率缓慢(<60bpm)、正常(60~100bpm)还是增快(>100bpm)？节律是否规则？

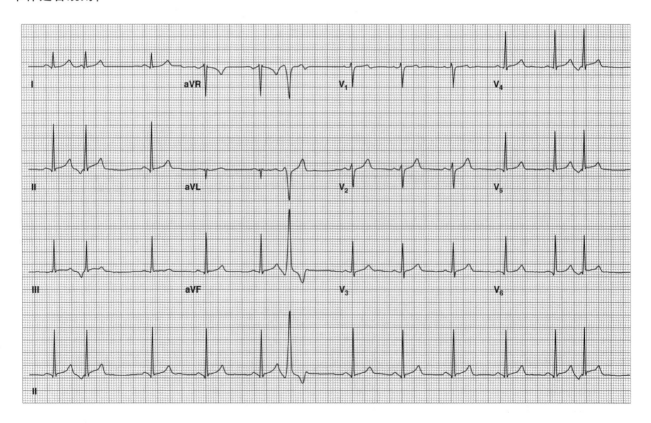

答案:P 波是存在的,只有一个例外;大多数 P 波是正向的;2 个提前的窄 QRS 波群的之前是负向 P 波,一个宽大畸形的 QRS 波群之前没有 P 波;心率正常;大多数是规律的,但是节律被 3 个提前的心搏打断了。

解析:正常窦性心律,交界性期前收缩和室性期前收缩。

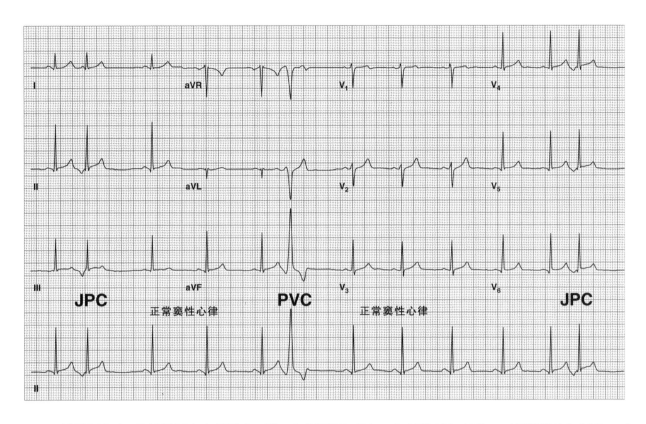

2.P 波是否存在?P 波是否直立且形态一致?心率缓慢(<60bpm)、正常(60~100bpm)还是增快(>100bpm)?节律是否规则?

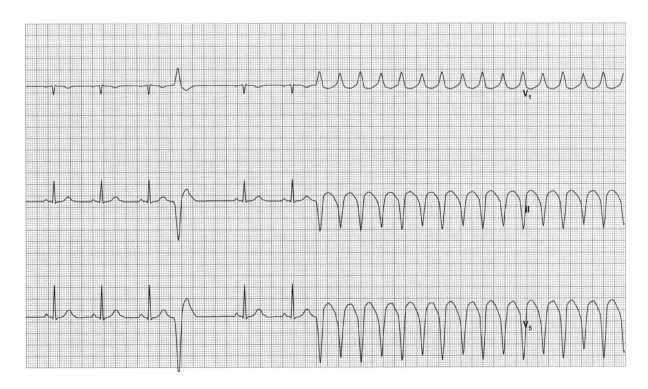

　　答案:最初是有 P 波,然后提前出现了一个宽大畸形的 QRS 波群,没有 P 波,在之后出现了一系列连续宽大畸形没有 P 波的心搏;当有 P 波出现时,它们是正向且形态一致的;最初,心率是正常的,然后它变得很快;节律一开始是规则的,然后提前出现一个心搏,接着出现一连串快速但有规律的心搏。解析:正常窦性心律转变为室性心动过速(单形性)。

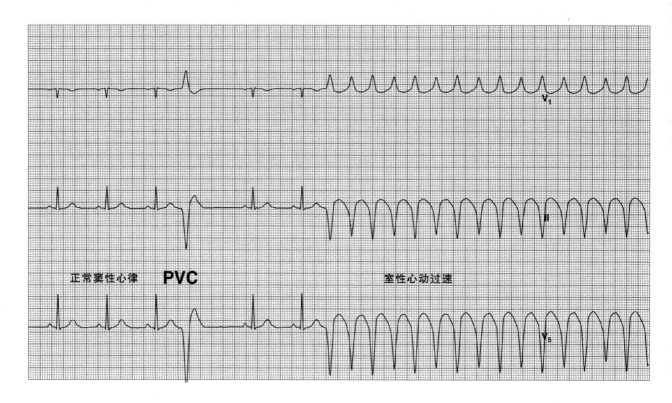

(何文一　邓国兰　译)

第 5 章

电子起搏器

临床图例

一例长期参加Ⅲ期心脏康复治疗的患者主诉最近在锻炼后很容易出现疲劳。用除颤仪打印出来的心电图如下：

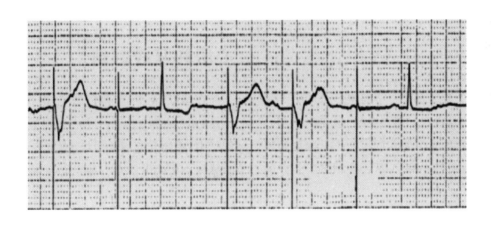

当心脏的固有起搏点（如窦房结）不能恰当地激动心脏时，通常需要植入电子起搏器。在皮下放置一个装有电池和控制芯片的小盒子（图 5.1），电极导线从这个盒子通向心脏的一个或多个腔室。

早期的经静脉电子起搏器是一种简单的设备，它以设定的频率连续起搏心脏。第一台起搏器只有一个起搏电极，该电极通过导线连接到控制盒，并植入在心外膜表面。随着时间的推移，右心室的心内膜逐渐成为首选的起搏部位。因为左心室中的起搏电极会导致血栓形成。起搏器产生的脉冲沿着导线传播，使电极附近的心室区域除极。然后，这种除极通过细胞间的电耦联（缝隙连接）扩散到整个心室。由于除极没有通过正常的传导路径传播，随之形成的

QRS 波群"宽大畸形"。这种心率是恒定的（如72bpm），无论心脏的内在电活动如何，起搏器的运作毫无变化。

实际上，所有现代起搏器都比上述原始的"固定频率"起搏器更加复杂。例如，较新的起搏器可以感知心脏的电活动，只有当固有频率过低时才会起搏。"按需起搏器"一词可用于描述这种功能，因为它仅在必要时（即，当需求出现时）才起作用。许多类型的起搏器还能够通过各种方式（如加速度计）感知到身体活动的增加，从而增加心率。一些起搏器能够在必要时自动除颤和（或）"超速"起搏心脏以终止某些心律失常。本章只对一些基本概念进行介绍。

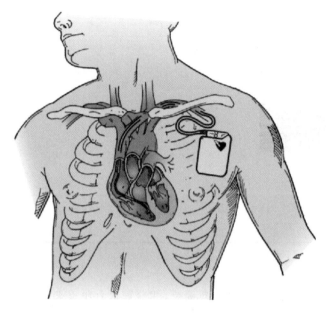

图 5.1　电子起搏器。

ECG 条图中，前 4 次心搏为起搏心搏，除极由起搏器电极引发。这 4 个宽大畸形的 QRS 波群前面都有一个起搏钉(标记为"S")。起搏频率(这可以通过心率的常规测量方法算出)为 60bpm。第 5 个及其后面的 QRS 波群之前没有起搏钉，形态正常(窄的)。这是因为固有心率已经超过了起搏器设置的阈值 (在本例中为 60bpm)；起搏器的传感器感知到了这一点，并且起搏器的起搏电极没有除极。对于这几次心搏，心脏是通过正常的固有机制除极的。起搏器只有在心率过低时才会主动起搏。

图 5.2 下方心电图来自另一例患者。前 5 个心搏是起搏的(注意起搏钉信号之后是宽大畸形的 QRS 波群)；后 4 个则不是(P 波后跟随正常的 QRS 波群)。同样，心脏起搏器只有在心脏固有频率低于起搏器设定的心率时才会起搏(同样是 60bpm)。

心室起搏

图 5.2 是一个通过除极心室起搏心脏的电子起搏器。右心室上的点代表起搏器电极。该电极感知心脏的电活动并保持静止，除非固有心率下降到起搏器中编程设定的阈值心率以下。在图 5.2 上方的

心房和双腔起搏

在图 5.3A 中，起搏钉("S")出现在 P 波之前，而不是 QRS 波群。这是一个心房起搏的例子。在这个例子中，感知和起搏的电极(由点表示)位于心房。它能感知心房的电活动，如果心房率低于起搏器设定

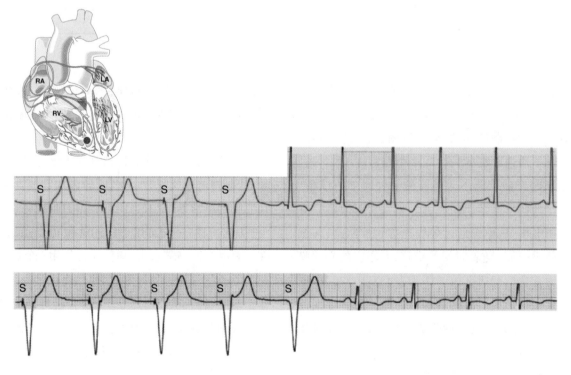

图 5.2　心室起搏。RA,右心房;LA,左心房;RV,右心室;LV,左心室;S,起搏钉。

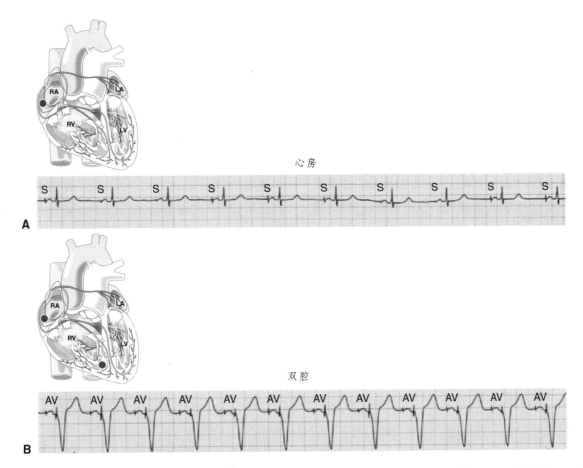

图 5.3　电子起搏器。(A)心房。(B)双腔。RA,右心房;LA,左心房;RV,右心室;LV,左心室;S,起搏钉;A,心房起搏钉;V,心室起搏钉。

的阈值就会触发起搏器发放脉冲。在这个例子中,所有的心搏都是起搏的。

心房起搏时起搏钉后紧随出现 P 波,心室起搏时起搏钉后紧随出现 QRS 波群。注意,图 5.3A 中的 QRS 波群形态正常(窄的)。尽管起搏器除极了心房,但电活动随后通过正常的传导系统(房室结、希氏束等)向下扩散到心室。因此,QRS 波群形态正常。图 5.3B 显示了在心房和心室都有起搏和感知电极的起搏器。心房起搏钉("A")后紧随 P 波,心室起搏钉("V")后紧随宽大畸形的 QRS 波群。这种起搏器可以感知固有心房频率,在需要的时候起搏心房,也可以感知心室频率,在需要的时候起搏心室。在这幅条图中的所有心搏,心房和心室都是起搏的。

字母代码被用来描述各种类型的起搏器 (表 5.1)。代码中最多使用 5 个字母,最后 2 个字母用于更高级的功能,如频率适应性起搏。前 3 个字母则阐明了基本功能,如表 5.1 所示。

表 5.1　起搏器编码

字母

起搏心腔(A,心房;V,心室;D,双腔)

感知心腔(A,心房;V,心室;D,双腔;O,无)

反应方式(I,抑制;T,触发;O,无)

举例

VVI:心室起搏,心室感知,感知后的反应方式为抑制

DDD:双腔起搏,双腔感知,双种反应方式

起搏器故障

起搏器故障有各种各样的因素,包括电池电量不足、导线移位和导线断裂,植入电极附近区域纤维组织生长均可能导致起搏器故障。下面描述两种主要的故障类型——感知不良和起搏不良。

感知不良

图 5.4A 中的几个起搏钉的发放对于按需起搏器来说是不恰当的。第 2,3,4 和 5 个起搏钉出现在自身 QRS 波群之后。由固有机制引起的心脏除极应该被感知(可能源自窦房结,因为这些 QRS 波群之前有一个小的 P 波),并且不应该触发起搏。这说明心脏起搏器有时无法感知心脏的自身活动。这段图中的另一些自身 QRS 波群之后没有出现起搏钉;这表明心脏起搏器能够感知部分自身心搏。

起搏不良

图 5.4B 和 C 是起搏钉后没有跟随 QRS 波群的例子。起搏器正常发放脉冲,但未能使心脏除极。在图 5.4B 中,部分起搏钉后面跟着 QRS 波群,部分则没有,说明起搏不良是间歇性的。在图 5.4C(来自另一例患者)中,起搏器规律发放脉冲,但没有 QRS 波群跟随。该电子起搏器完全无法使心脏起搏。也不存在任何自身的心电活动;该患者处于心脏停搏状态。

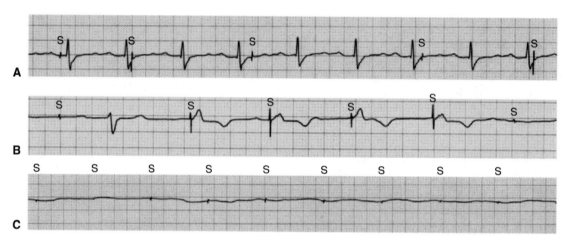

图 5.4   电子起搏器故障。(A)感知不良。(B)起搏不良(间歇性)。(C)起搏不良。

临床图例回顾

一例长期参加Ⅲ期心脏康复治疗的患者主诉最近在锻炼后很容易出现疲劳。用除颤仪打印出来的心电图如下:

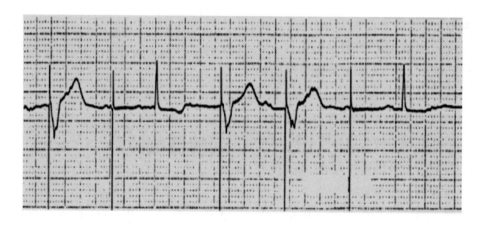

患者的心脏起搏器出现了故障。有些起搏钉后没有 QRS 波群,这表明起搏器出现间歇性起搏不良。医生建议她停止运动,并联系她的主治医生进一步指导治疗。

测试

1.请描述下图心律。该节律可能来自双腔起搏器吗?

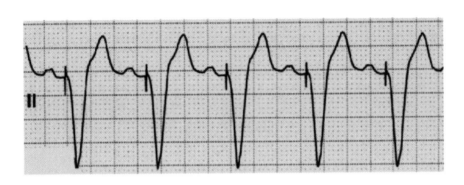

2.请描述下图节律。

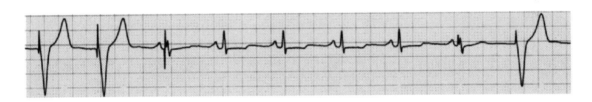

3.请描述下图节律。

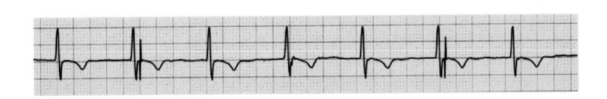

解析练习

1.P 波是否存在?P 波是否直立且形态一致?心率缓慢(<60bpm)、正常(60~100bpm)还是增快(>100bpm)?节律是否规则?

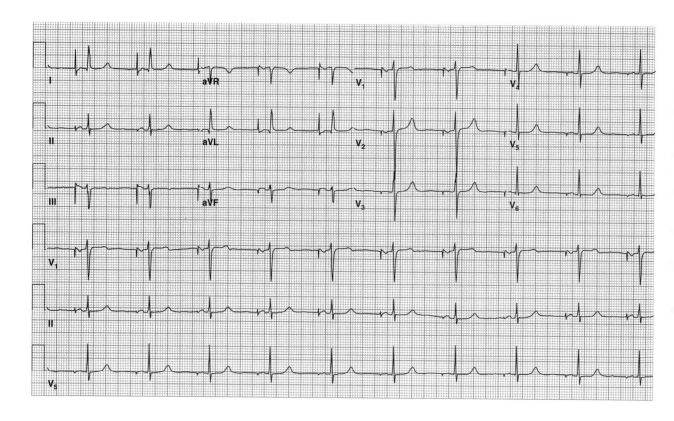

答案: P 波存在; P 波是正向的, 每个 P 波之前都有一个起搏钉; 心率是正常的; 节律规则。解析: 心房起搏心律。

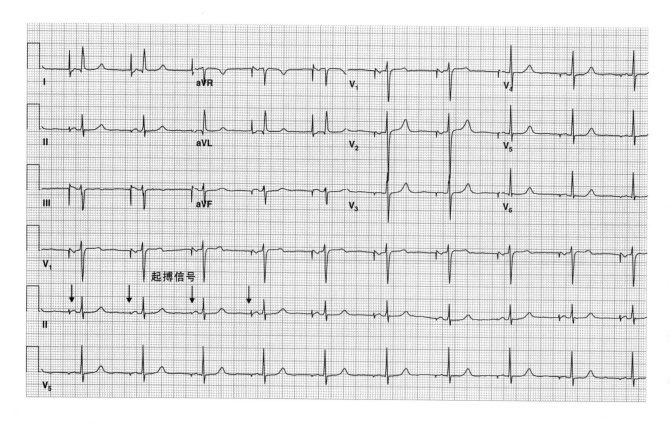

2. P 波是否存在? P 波是否直立且形态一致? 心率缓慢(<60bpm)、正常(60~100bpm)还是增快(>100bpm)? 节律是否规则?

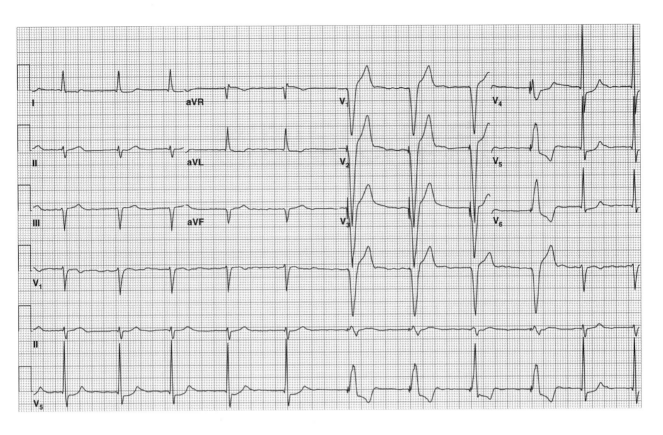

答案:P 波不存在;不适用,因为没有 P 波,有些 QRS 波群之前有起搏钉,有些则没有;心率正常;只有起搏节律是固定、规则的,没有起搏的心搏在视觉上看起来似乎是有规律的,但测量 RR 间期时却发现没有规律。解析:心房颤动与心室起搏心律交替。注释:第 8 个 QRS 是一个融合波,为起搏和自身的 QRS 相融合。

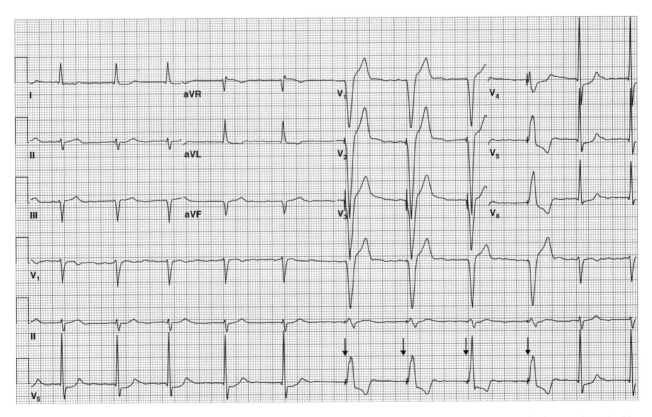

第 **6** 章

房室传导阻滞

临床图例

　　既往静息心电图"正常"的患者准备进行平板运动负荷试验。在运动负荷试验之前,需做一次静息心电图。

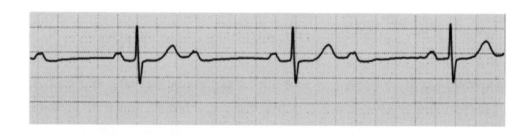

　　房室传导阻滞与节律密切相关。在所有类型的房室传导阻滞中,心房和心室之间电信号的传导都存在问题。这个问题可能是传导延迟(一度房室传导阻滞),也可能是心房和心室之间电信号传导的完全中断(三度房室传导阻滞)。

一度房室传导阻滞

　　这种情况虽然称为"阻滞",但实际上只是心房到心室的除极传导延迟。在房室传导阻滞的所有其他类型中,至少部分的心房除极确实被阻断了,因为它们无法到达心室。一度房室传导阻滞时,PR 间期持续延长(≥200ms),但所有的心房除极都能到达心室。如果 PR 间期恰好等于 200ms,有时也被称为临界性一度房室传导阻滞。

　　图 6.1 是一度房室传导阻滞的示例。请注意,每个 P 波后面都紧随 1 个 QRS 波群,并且 PR 间期全部保持一致。唯一的异常是 PR 间期格外长(≥200ms)。图 6.1B 中,P 波与前一次心搏的 T 波融合。

二度房室传导阻滞

　　二度房室传导阻滞主要有两种类型:Mobitz Ⅰ 型(也称文氏型)和 Mobitz Ⅱ 型。

Mobitz Ⅰ 型

　　Mobitz Ⅰ 型房室传导阻滞时,PR 间期逐渐延长,直至 P 波不能下传心室,也因此没有 QRS 波群跟随。缺失的(通常称为脱落的)QRS 波群打断了节律,形成了成群的 P-QRS-T 间夹着空白间隔的特征性形态。这有时被称为"群搏模式"。

　　注意在图 6.2A 中 PR 间期在每个周期中是如何进行性延长的,直到 P 波后无 QRS 波群跟随。在 QRS 波群脱落形成空缺后,这种模式周而复始。图 6.2B

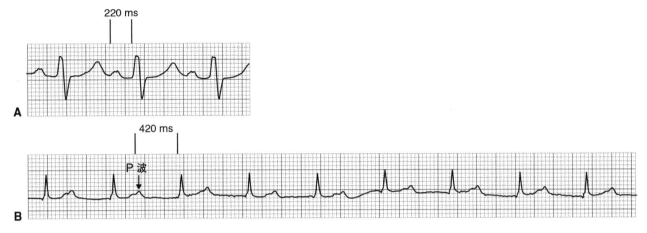

图 6.1　一度房室传导阻滞。在图(A)和(B)中，PR 间期在两个垂线之间。

中，阴影部分标示出这一组心搏变化。这种成群出现的 QRS 波群也可见于其他心律失常，因此，具备 PR 间期逐渐延长，导致 P 波后无 QRS 波群跟随的特征，才能诊断为 Mobitz I 型房室传导阻滞；不管怎样，"群搏模式"出现时应高度怀疑二度 I 型房室传导阻滞（Mobitz I 型）。

　　文氏现象可以是持续性的，也可以是间歇性的。P 波与 QRS 波群的比例可以变化，也可以保持恒定。在图 6.2B 中，可以看到一个恒定的模式，每 3 个 QRS 波群对应 4 个 P 波，可称之为 4:3 模式。在很多情况下，这种模式是变化的（例如，有时是 3:2，有时是 4:3）。

Mobitz II 型

　　Mobitz II 型房室传导阻滞时可以出现多个 P 波对应 1 个 QRS 波群。它可能偶尔发生或者持续很长一段时间。图 6.3A 是一种恒定模式，3 个 P 波对应 1

个 QRS 波群，因而可以将其描述为二度房室传导阻滞（Mobitz II 型）呈 3:1 下传，而图 6.3B 中间部分可以描述为呈 2:1 下传（并且仅间歇性地发生）。传导模式也许会发生变化，例如，在 3:1 和 4:1 之间。注意，在这些例子中，下传心室的 P 波所形成的 PR 间期是一致的。

2:1 房室传导阻滞

　　每 2 个 P 波对应 1 个 QRS 波群的模式可能实际上是 Mobitz I 型，其中第 1 个 P 波与脱落的 QRS 波群相关。在这种情况下，典型的文氏型"群搏模式"不会出现。每 2 个 P 波对应 1 个 QRS 波群的模式也可能是 Mobitz II 型呈 2:1 下传。这两种模式通常很难鉴别，所以一些临床医生将 2 个 P 波对应 1 个 QRS 波群的模式称为二度房室传导阻滞，并不具体说明是 Mobitz I 型还是 Mobitz II 型。如果观察一段时间，通常可以辨别它是否为 Mobitz I 型，因为不

QRS 脱落

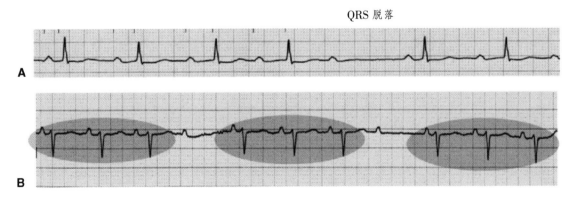

图 6.2　(A)二度房室传导阻滞。(B)成群的 QRS 波（阴影部分）。

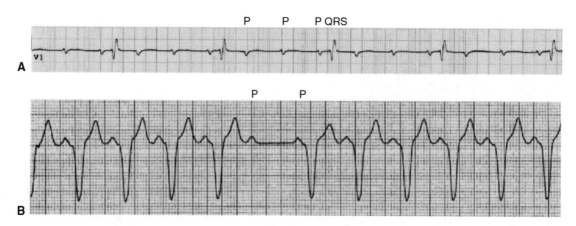

图 6.3　二度房室传导阻滞(MobitzⅡ型)。(A)二度房室传导阻滞(MobitzⅡ型)呈 3:1 下传。(B)间歇性二度房室传导阻滞呈 2:1 下传。

同的周期性模式[例如,3 个 P 波(PR 间期逐渐延长)对应 2 个 QRS 波群(3:2)]可能会间歇性出现。

三度房室传导阻滞

三度房室传导阻滞表示心房和心室之间电活动的完全分离,因此,也被称为完全性心脏传导阻滞。虽然它可能是短暂的,但这种情况通常是永久性的,往往需要植入电子起搏器。

由于心房和心室之间没有电传导,此时的 ECG 看起来就好像是心房 ECG 叠加在心室 ECG 上。心房可能处于从正常窦性心律(图 6.4D)到心房颤动(图 6.4C)的任何房性节律中。无论心房节律如何,它都独立于心室。虽然心房正在除极(甚至可能处于正常窦性心律),但由于这些除极没有到达心室,某个次级起搏点必须接替起搏心室,就好像心房根本没有除极一样。通常,交界性逸搏或室性自主节律会使心室起搏。在前一种情况下,QRS 波群通常是窄的;在后者中,心率会非常慢并且 QRS 波群会很宽。

这些概念与前面讨论的逸搏心律是一致的。在前面逸搏心律的讨论中, 如果高位起搏点 (如窦房结)失效,会导致低位起搏点控制节律。在完全性(三

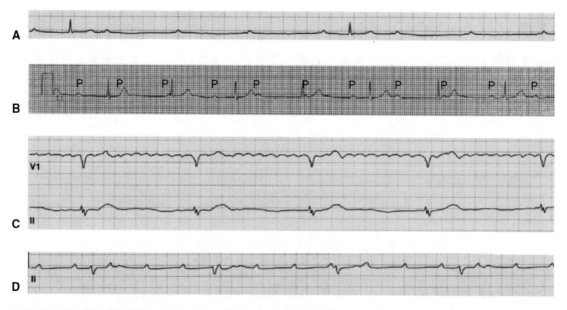

图 6.4　三度(完全性)房室传导阻滞。(A)窦性心动过缓伴完全性心脏传导阻滞和缓慢交界性逸搏心律。(B)窦性心律不齐伴完全性心脏传导阻滞和交界性逸搏心律。(C)心房颤动伴完全性心脏传导阻滞和室性逸搏心律。(D)正常窦性心律伴完全性心脏传导阻滞和室性逸搏心律。

度)心脏传导阻滞中,高位起搏点可能是在工作的,但其除极活动不能下传至心室。

在这种类型的心脏传导阻滞中,由于心房节律和心室节律是独立的,因此,必须分别描述它们才能说明整体节律。例如,图 6.4B 可描述为"窦性心律不齐伴三度房室传导阻滞和交界性逸搏心律"。在这个例子中,P 波以正常速度出现且形态正常,但 PP 间期发生了显著变化,因此,心房节律是窦性心律不齐。而 QRS 波狭窄,心室率规则且略小于 50 次/分,因此心室节律为交界性逸搏心律。图 6.4B 还显示完全性房室传导阻滞中 P 波常被掩盖。注意,第 2 个"缺失"的 P 波可能埋没在 T 波里,第 3 个 P 波可能与 QRS 波融合,第 6 个和第 9 个 P 波可能落在 ST 段上。

与完全性房室传导阻滞一样,两种类型的二度房室传导阻滞的 P 波也多于 QRS 波,但在二度房室传导阻滞中,心房和心室的节律之间存在关系。在 Mobitz Ⅰ 型中,可以发现 PR 间期逐渐延长直至 QRS 波群"脱落",在 Mobitz Ⅱ 型中,可以发现下传的 PR 间期是一致的,即使下传的比例是变化的(例如,在 2:1 和 3:1 之间),心房和心室活动之间的关系也是存在的。在三度房室传导阻滞中,最初可能出现一种模式(例如,PR 间期逐渐延长),但仔细观察会发现心房节律和心室节律之间没有一致的关系。在节律并不是非常明确的情况下,长节律条图可能有助于鉴别。此外,对紧随 P 波后的 QRS 波群产生的 PR 间

期进行测量也有助于鉴别;在完全性房室传导阻滞中,PR 间期应该各不相同。

真正的三度房室传导阻滞中,心房率必须快于心室率。若心房与心室相互独立,但心室率快于心房率,这种节律称为房室分离。

房室分离

三度房室传导阻滞(严重且通常为永久性)和房室分离(短暂且通常为良性)很容易混淆。在这两种情况下,心房和心室都是"分离的",因为它们的电活动在功能上都是独立的。因此,在讨论三度房室传导阻滞时,经常会出现房室分离一词。然而房室分离也用来描述另一种情况,即心电图表现在各方面都与三度房室传导阻滞相似,只是心室率比心房率快(通常是略快)。这种情况可以发生在健康人群的睡眠中。典型的良性房室分离通常发生在室上性(通常是窦性)的节律减慢,同时较低的起搏点(交界性或室性自主心律)开始起搏心室时。一旦心房率增加,可以"夺获"心室,房室分离就不存在了;因此,这种情况通常是一过性的。

注意图 6.5A 所示的心电图起始部分,心房率较心室率稍慢,并且房性和室性节律不同(分离)。一些 P 波(如第 5 个)部分与 QRS 波群融合,P 波部分被掩盖。另一些 P 波(如第 7 个)是看不见的,因为心房和心室的除极是同时发生的,因此,QRS 完全掩盖了

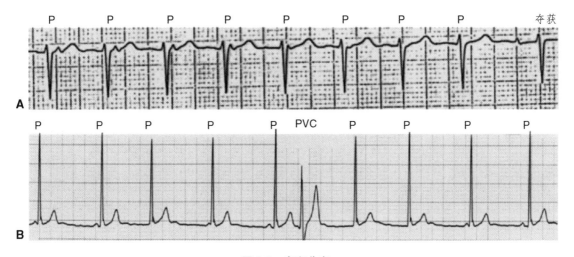

图 6.5　房室分离。

P波。在这段心电图结尾处，心房似乎"夺获"了心室。心室率减慢，促进了窦性心律的恢复。

图6.5B展示了另一个房室分离的例子。同样，一些P波与QRS波群融合。在这个例子中，心室率稍不规则，并且在条图的中部还出现了一个室性早搏。

临床图例回顾

既往静息心电图"正常"的患者准备进行平板运动负荷试验。在运动负荷试验之前，需做一次静息心电图。

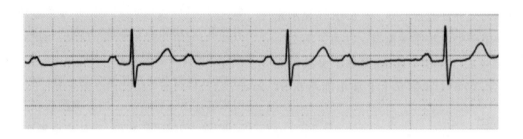

静息心电图存在2:1房室传导阻滞。观察更长时间的节律条图可以发现它是MobitzⅠ型还是MobitzⅡ型。MobitzⅡ型是一种更严重的阻滞形式，但由于患者既往为正常窦性心律，所以任何一种类型都代表了临床状态的显著变化。将患者情况告知负荷实验室的主管医师，并在患者进一步评估之前，不再进行平板运动试验。

测试

1.请描述下图节律。

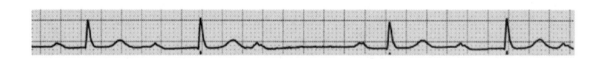

2.请描述下图节律。

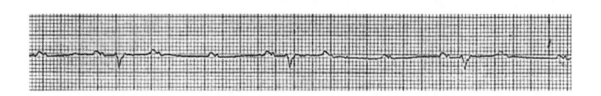

3.请描述下图节律。

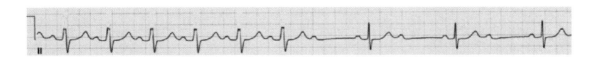

解析练习

　　1.P 波是否存在？P 波是否直立且形态一致？心率缓慢(<60bpm)、正常(60~100bpm)还是增快(>100bpm)？
节律是否规则？

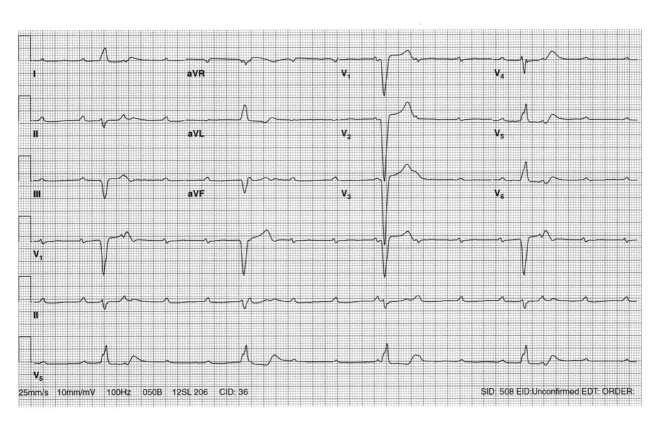

　　答案：P 波存在,而且 P 波数量多于 QRS 波群；P 波直立且形态一致,但在 QRS 波群之前的 P 波产生的
PR 间期不一致,还有一些 P 波落在 T 波、ST 段或融合在 QRS 波群中；心房率正常；心室率非常慢；心房和心
室节律都是规则的,但彼此互不相关。解析：正常窦性心律伴完全性心脏传导阻滞和室性逸搏心律。注释：在
完全性心脏传导阻滞(也称三度房室传导阻滞)中,心房和心室节律是分离的,必须分开描述。PR 间期不一致
的特点有助鉴别二度房室传导阻滞(Mobitz Ⅱ 型)和三度房室传导阻滞。

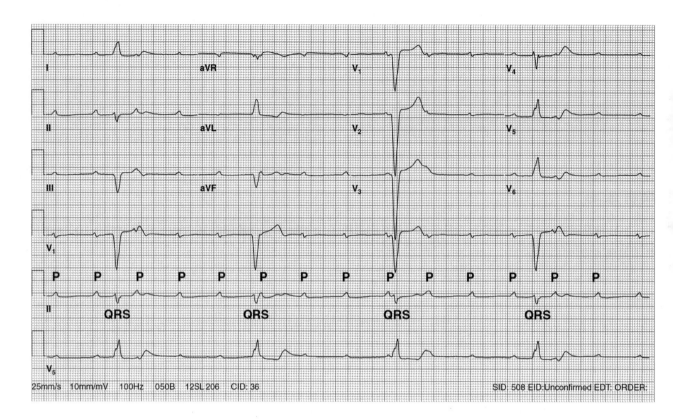

2.P 波是否存在？P 波是否直立且形态一致？心率缓慢(<60bpm)、正常(60~100bpm)还是增快(>100bpm)？节律是否规则？

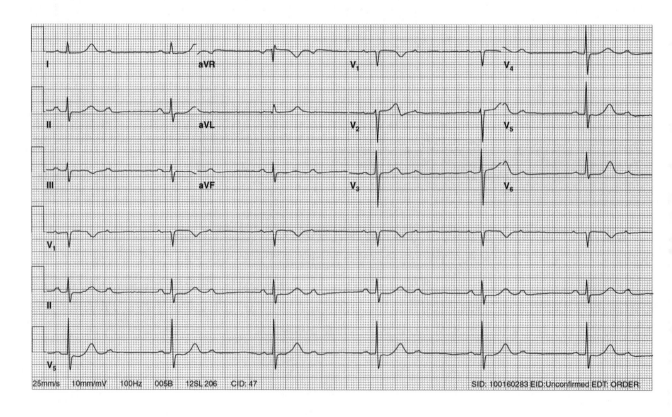

答案:P 波存在,每 2 个 P 波对应 1 个 QRS 波群;P 波直立且形态一致,在 QRS 波群前的 P 波,其 PR 间期是一致的;心房率正常,心室率缓慢;节律呈现恒定的每 2 个 P 波对应 1 个 QRS 波群的模式。解析:二度房室传导阻滞(Mobitz Ⅱ 型)呈 2:1 下传。注释:PR 间期的一致性是区别于三度房室传导阻滞的关键。

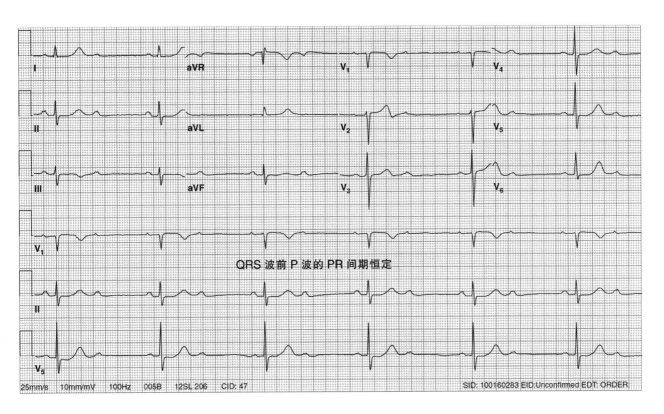

（陈仕锦　刘鸣　译）

第 **7** 章

心电图导联

实习生对这份静息心电图有些困惑,想知道"Ⅱ导联是否脱落了"。

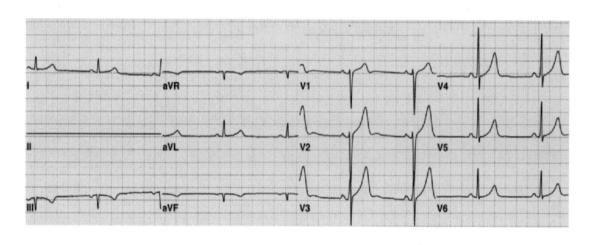

标准心电图有 12 个导联,这些导联可以看作是不同视角下心脏电活动的记录。有时也会增加附加导联(如右胸导联),但在这本书中我们讨论的都是标准 12 导联心电图。

标准 12 导联

肢体导联:Ⅰ、Ⅱ、Ⅲ、aVR、aVL、aVF。

胸(心前区)导联:V_1、V_2、V_3、V_4、V_5、V_6。

其中Ⅰ、Ⅱ、Ⅲ导联是最容易理解的。它们有 2 个电极,一个正极,一个负极。

图 7.1 展示了正负极的位置。例如,Ⅰ导联将左上肢电极作为正极,右上肢电极作为负极。而Ⅲ导联则是以左上肢电极作为负极,左下肢电极作为正极。某个电极作为正极还是负极主要取决于记录的导联。这也就说明了电极不是导联,它只是附着在患者身上的导电贴片。心电图机通过电极记录到的电流来得到不同的心电导联波形。

图 7.1 也展示了由Ⅰ、Ⅱ、Ⅲ导联组成的三角模型。众所周知,Einthoven 三角是发明了现代心电图机的诺贝尔奖得主——生理学家 Willem Einthoven 提出来的,它展现了这些导联之间的关系。图 7.1 的 3 个心电图小片段显示了这些导联中同步记录的心电图。在观察不同导联时相同的心电活动表现明显不同,这就是设置不同导联的意义,如果心电图看起来相同,那么多导联的设置就没有意义了。

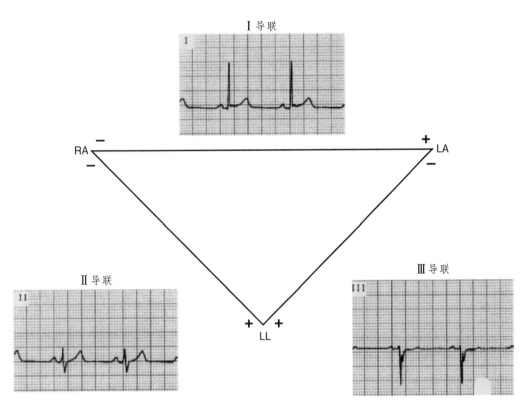

图 7.1 Einthoven 三角。RA,右上肢;LA,左上肢;LL,左下肢。

Ⅰ、Ⅱ、Ⅲ导联的方向是明确的,在任意时刻Ⅱ导联振幅应该等于Ⅰ导联和Ⅲ导联振幅之和,因此,在正常心电图上,我们认为Ⅰ+Ⅲ=Ⅱ。这种导联的关系可以用来验证肢体导联位置是否放置正确。例如,如果Ⅱ导联的P波为负向,提示异位节律,或者仅仅是导联连接错误。如果患者还在场,需要检查导线是否正确连接电极,因为左侧和右侧的导线很容易接错(RA,右上肢;LA,左上肢)。如果患者不在场,可以通过计算是否符合Ⅰ+Ⅲ=Ⅱ的关系来检查肢体导联电极位置是否放置正确。这个计算很简单,基线以上为正值,基线以下为负值。举个例子,在基线以下的2mm 可以记作−2mm(或者−0.2mV),在基线以上的2mm 可以记作+2mm(或者+0.2mV)。在确定的时间点,Ⅰ+Ⅲ=Ⅱ。如果不符合这一关系,可能是导联位置放置错误。在不同导联中,R 波峰值或者其他改变不一定会同时出现,因此不同导联的同步测量很重要。如果 R 波峰值不同步,我们使用垂直标尺同步测量Ⅰ、Ⅱ、Ⅲ导联。图 7.2 中Ⅰ+Ⅲ=Ⅱ,证明导联位置放置正确。

将 Einthoven 三角的 3 个导联平移并相交于一个中心点,这对理解很多内容都有所帮助。在图 7.3 和图 7.4 中,Ⅰ、Ⅱ、Ⅲ导联相交于一点,形成一个三轴图,这个理论在后期应用非常广泛。现在,我们要思考的是图 7.4 中所展示的导联。

尽管这 3 个导联(Ⅰ、Ⅱ、Ⅲ)可以提供很多信息,但是随着时间的推移,增加其他导联显然可以获得更多帮助,随后便有学者创造了 aVR、aVL、aVF 导联。除了Ⅰ、Ⅱ、Ⅲ导联外,其他导联在技术上并非都是简单的双极导联。例如,aVR、aVL 和 aVF 导联,通过增加电压使波形呈现更清楚,这些导联和胸导联都没有负极。因此,它们有时被称为单极导联。关于这些导联的技术讨论已经超出了本书的范畴。值得庆幸的是心电图诊断并不需要详细了解这些导联的相关技术问题,但是在概念上,我们可以将 12 导联理解为简单的双极导联(尽管在技术上不正确)。

图 7.5 中 6 个肢体导联相交于一个中心点,也就是通常所说的六轴图。每个导联的名称显示在正极位置(如Ⅰ导联),负极则用负号表示。6 个肢体导联(Ⅰ、Ⅱ、Ⅲ、aVR、aVL、aVF)仅使用 4 个电极——右上肢、左上肢、右下肢和左下肢。右下肢仅起到接

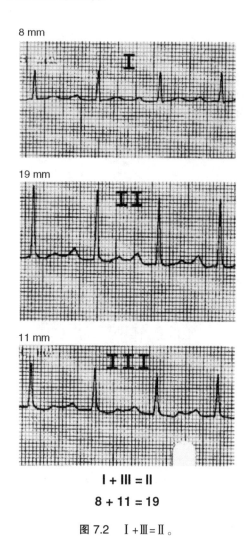

8 mm

19 mm

11 mm

I + III = II

8 + 11 = 19

图 7.2 I+III=II。

地作用，因此只有 3 个电极输出信号形成 6 个导联的图形。加压导联——aVR、aVL、aVF 是来自四肢电极的输入信号转换。"a"表示记录的电压幅度是增强的，最后一个字母表示正极位置：R 表示右上肢；L 表示左上肢；F 表示下肢（实际上是在双下肢之间）。所有肢体导联都是在额状面上的记录。

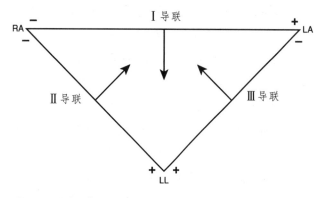

图 7.3 平移三角形各边。RA，右上肢；LA，左上肢；LL，左下肢。

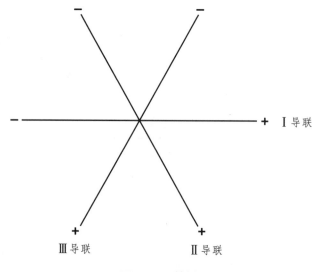

图 7.4 三轴图。

胸导联或 V 导联（V_1~V_6）是最后加入心电图的。它们和肢体导联有区别。胸导联记录水平面，每个导联都有不同电极，在功能上都是该导联的正极。尽管没有负极，但是我们可以假想胸部的中心存在一个负极。图 7.6 展示了胸导联电极在前胸的位置（这张图没有展示 V_6）。右胸导联 V_1，在右侧胸骨第 4 肋间隙（在第 4 肋和第 5 肋之间）。尽管位置在最右边，但是很显然这个导联靠近胸部中央（矢状线）。标准心电图主要集中在心脏左侧，所以相对于左心而言，这个导联更"靠右"。V 导联向左分布，最左侧是 V_6，V_1 和 V_2 靠近室间隔，V_3 和 V_4 靠近左心室前壁，V_5 和

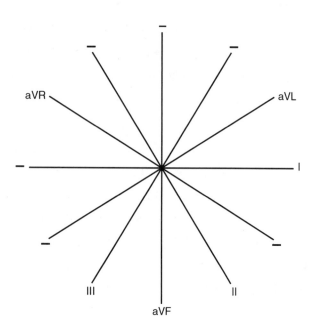

图 7.5 六轴图。

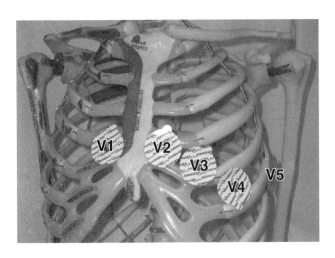

图 7.6　胸前导联。

V_6 靠近左心室侧壁。12 导联心电图电极放置位置如下所述。

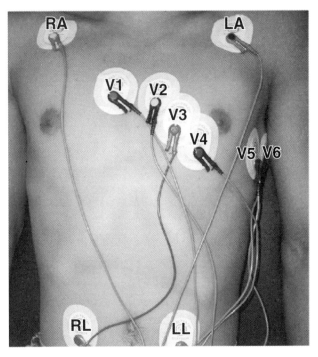

图 7.7　Mason-Likar(改良的)电极定位。

电极

RA	右上肢
LA	左上肢
RL	右下肢
LL	左下肢
V_1	胸骨右缘第 4 肋间隙
V_2	胸骨左缘第 4 肋间隙
V_3	V_2 和 V_4 中间
V_4	第 5 肋间隙与左锁骨中线交点
V_5	左腋前线 V_4 水平
V_6	左腋中线 V_4 和 V_5 水平

上述为静息仰卧位时心电图的导联位置。除非另有说明，记录心电图时均为仰卧位且电极放置在标准位置。如果是其他情况(如站立位)，应该像这样标记出来。部分情况导联位置放置有所不同。例如，当进行运动负荷试验时，必须改变肢体导线位置，否则存在被绊倒的风险并且记录结果由于伪差而无法阅读。在这种情况下，胸导联仍放在常规位置，而肢体导联需要挪到躯干，如下述和图 7.7 所示。如果使用 Mason-Likar 等非标准的导联，也应在心电图上注明。因此，采用改良的导联和患者站立状态记录的心电图可标记为"站立位，Mason-Likar"。一般来说将肢体电极移动到改良位置对心电图影响不大。然而，如图 7.8 所示，心电图可能也会发生显著改变。因此，如果要采集非标准体位和非标准导联的心电图，最好也记录标准电极放置及仰卧位的心电图，以便进行比较。通过对比这些心电图可以帮助确认心电图的改变究竟是重要的生理变化还是非标准位置所致的伪差。

Mason-Likar 导联定位

Mason-Likar 导联，也称为改良或运动导联，电极位置如下：

LA：左锁骨下窝。

RA：右锁骨下窝。

RL[a]：右腹脐外侧线与右锁骨中线相交处。

LL[a]：左腹脐外侧线与左锁骨中线相交处。

---

[a] 右下肢导联和左下肢导联也可以放置在其他位置。本书所描述的是一种定位明确、应用广泛的位置。

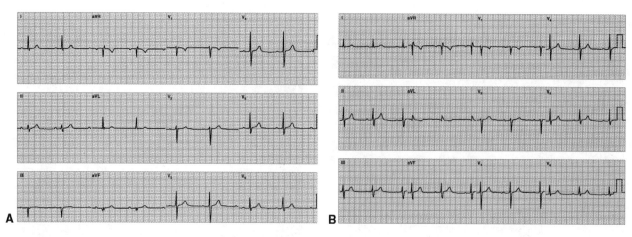

图 7.8   因改良导联位置原因所致的心电图改变。(A)标准心电图。(B)Mason-Likar 导联。

导联定位

特定导联可以观察心脏特定区域（图 7.9 和图 7.10）。Ⅱ、Ⅲ 和 aVF 导联的正极都向下（aVF 垂直向下，Ⅱ、Ⅲ 则偏向斜下），这些导联被称为下壁导联。Ⅰ 和 aVL 是朝向（左）侧面的，与 V5、V6（在图 7.9 中看不到）一起被称为侧壁导联。V₁ 和 V₂ 靠近室间隔，V₄ 和 V₅ 靠近左心室前壁。aVR 导联是一个特殊的视角，因此不像其他导联那样属于某个"壁"（表 7.1）。

正常模式

各个导联呈现的心电图波形会受很多因素的影响，如心脏的平均电轴，因此很难描述每个导联"正常"状态是什么样。但一些基本原则是明确的。正如在第 2 章描述的那样，正常窦性心律时 P 波在 Ⅱ 导联应该直立（正向），aVR 倒置（负向）。事实上，如果是窦性节律，P 波在 Ⅰ、Ⅱ、V₅ 和 V₆ 都是正向的。如果 P 波在这些导联都不是正向的，有时使用"异常 P 波电轴"这个术语来表示，这意味着起源点并非窦房结而是异位心房节律。

理解一些涉及胸导联 QRS 波群形态的概念对于解释心电图是很有意义的。正常情况下心室除极首先从室间隔开始，大部分人都是由左束支的一部分激活的。室间隔除极从左至右，换句话说就是朝向 V₁、V₂ 的正极（事实上，这至少有部分除极的前向向量参与），背离 V₅、V₆ 的正极。因此可以在右胸导联

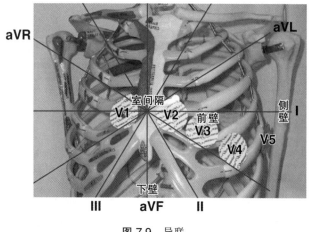

图 7.9   导联。

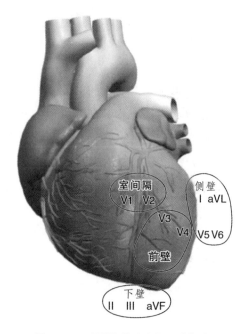

图 7.10   不同导联反映的心脏部位。

表 7.1 导联定位

定位	导联
下壁	Ⅱ,Ⅲ,aVF
侧壁	Ⅰ,aVL,V₅,V₆
室间隔	V₁,V₂
前壁*	V₃,V₄

* 一些分类方法将 V_1、V_2、V_3 和 V_4 归为"前壁"导联。

(V_1 和 V_2) 看到一个较窄的小 r 波,在左胸导联(V_5 和 V_6)看到一个小 q 波,这是由室间隔激动引起的,右胸导联的小 r 通常被称为间隔 r 波,左胸导联的小 q 波通常被称为间隔 q 波。在室间隔激动后,右心室或者左心室几乎同时除极。因为左心室质量比右心室大,所以平均向量偏向左心导联,背离右心导联。这就导致了 V_5 和 V_6 可见大 R 波,V_1 和 V_2 可见大 S 波。图 7.11 阐明了这些概念。

正是因为不同的导联位置和方向,相同的心室除极电事件在不同导联上的记录是不同的。导联 V_3 和 V_4 位于左右胸导联中间;因此,这些导联正常的 QRS 波群形态介于 V_1 的 rS 和 V_6 的 qR 之间。从 V_1 导联开始的 R 波振幅增加,被称为 R 波递增。在中胸导联(V_3 和 V_4)的 R 波一般为中等大小,而侧胸导联(V_5 和 V_6)R 波相对较大(通常 V_5 导联 R 波大于 V_6)。

随着右胸导联的 rS 型向左胸导联的 qR 型转变,通常在中胸导联(V_3 和 V_4)R 波振幅逐渐大于 S 波。R 波振幅等于或者大于 S 波的位置(导联)被称为移行区。通常情况下,如图 7.12 所示,过渡区型在 V_3 或 V_4。如果 R 波等于或者大于 S 波的导联在 V_1 或 V_2,则称为过早移行;如果发生在 V_5 或 V_6 才出现,则称为过晚移行。异位节律没有这些规律,图 7.12 的例子即为过晚移行,V_3 导联第二个 QRS 波群

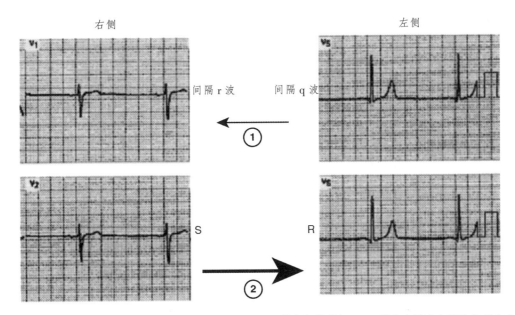

图 7.11 左右胸导联的正常状态。室间隔先除极(1),然后心室其余部位除极(2)。箭头表示净电流的相对大小和方向。

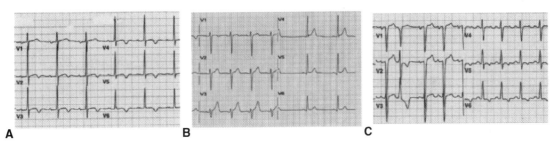

图 7.12 (A)过早移行。(B)正常移行。(C)过晚移行。

的大 R 波不被算在内,因为它是一次室性期前收缩。

移行的异常所提示的不同情况将在后面的章节进行讨论。有时从右胸导联到左胸导联的 r 波没有明显的增高,这是不正常的,被称为 R 波递增不良。

临床图例回顾

实习生对这份静息心电图有些困惑,想知道"Ⅱ导联是否脱落了"。

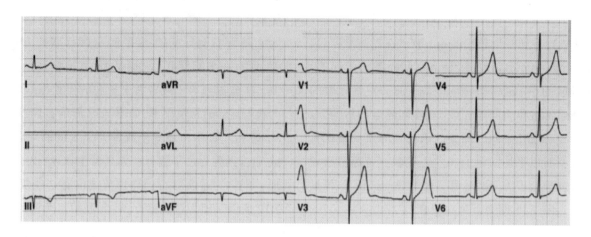

Ⅱ导联没有单独的电极。RA 和 LL 电极(连同 RL 接地)组成Ⅱ导联,但它们也组成其他导联。这份心电图的 Ⅰ+Ⅲ=Ⅱ 说明没有操作误差(Ⅰ为+6mm,Ⅲ为−6mm,Ⅱ为 0)。那么为什么Ⅱ导联显示直线呢?

测试

1.仅使用 4 个电极获得 6 个肢体电极。这是怎么实现的呢?

2.为什么同样的心室除极会导致 V_1 导联出现 rS 波形,V_6 导联出现 qR 波形?

3.哪些导联是"肢体导联",哪些导联是"胸导联"?

解析练习

1.P 波是否存在?P 波是否为正向且形态一致?QRS 波群正常吗?心率缓慢(<60bpm)、正常(60~100bpm)还是增快(>100bpm)? 节律是否规则?

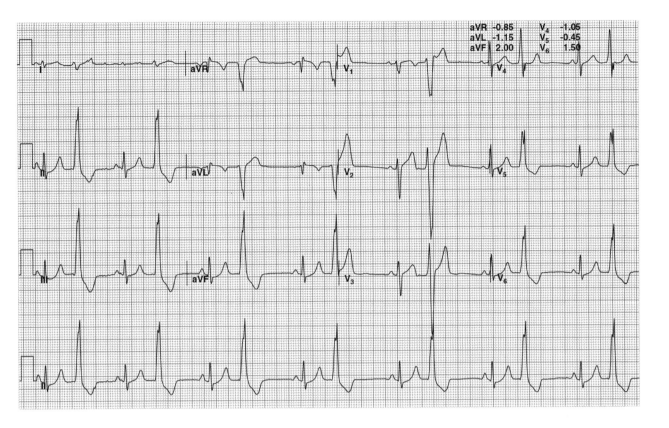

答案:P 波存在,但每隔一个 QRS 波群才有一个 P 波;出现的 P 波都是正常的;每组第 2 个 QRS 波宽大畸形;平均心率是正常的(宽大畸形的 QRS 波群也和正常 QRS 波群一样均计算在内);在这种不整齐的模式中非窦性 QRS 波都是提前的。解析:窦性心律伴室性期前收缩二联律。

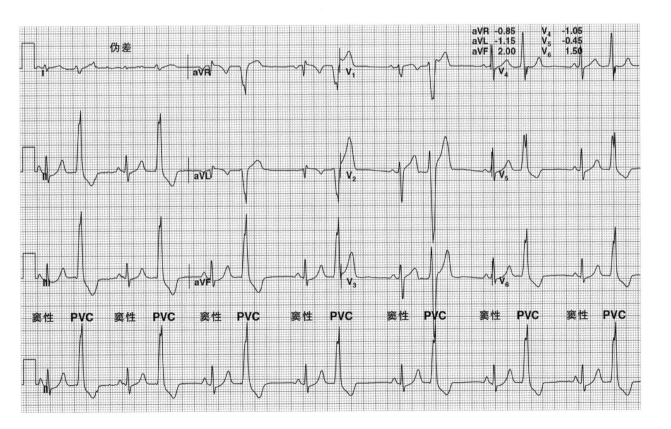

　　2.P 波是否存在? P 波是否为正向且形态一致? QRS 波群正常吗? 心率缓慢(<60bpm)、正常(60~100bpm)还是增快(>100bpm)? 节律是否规则?

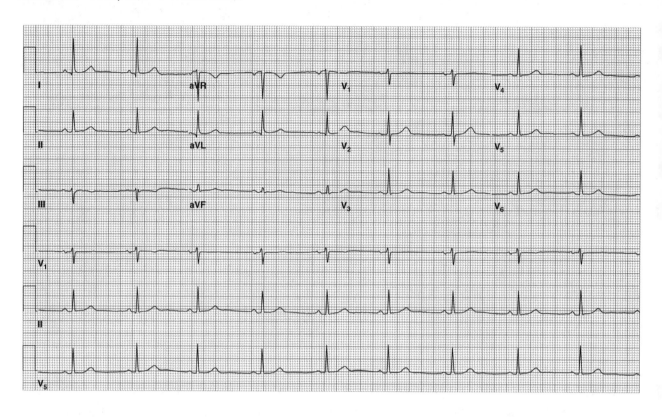

　　答案:P 波存在;P 波正向且形态一致;V_2 中 R 波振幅大于 s 波;心率缓慢;节律规则。解析:窦性心动过缓,过早移行。

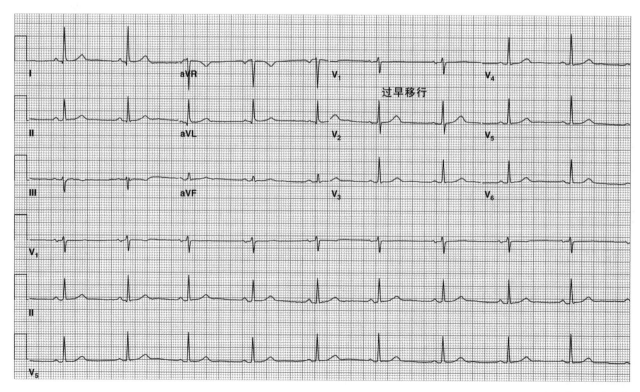

(张琳　刘鸣　译)

第8章

电轴

临床图例

如果Ⅱ导联的直线不是技术错误导致的,那是什么原因造成的?

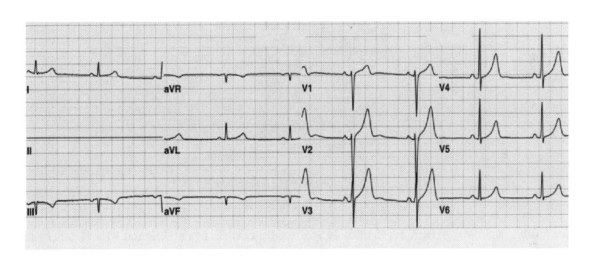

电轴一词是用来描述心室除极电流在冠状面上净向量的术语。心室的除极是电流在三维空间里同时向着多个方向传导的复杂过程。基于前面讲解的一些基本原理,通过标准12导联心电图可以确定该电流的净方向(冠状面上)。

回顾第2章,电流朝向导联的正极将形成直立的波形;背离导联的正极(朝向负极)则会形成倒置的波形;而垂直于导联方向的电流形成净电压为零的偏转(要么是一条直线,要么是一个正负均等的双向波)。可以利用这些原理来判断心电图上记录的电流的净向量。

正常电轴

在许多情况下,只是关注电轴是否正常,向左偏、向右偏或极度偏移。

如果电轴是"正常"的,通常可以通过观察Ⅰ导联和aVF导联就可以轻易地确定。如果这些导联的整体QRS波群是正向的,那么该电轴是正常的。如图8.1中Ⅰ和aVF导联的QRS波群。它们都是正向的,主要由相对较大的R波组成。这意味着心室除极的净向量是朝这些导联的正极移动的。该电轴不一定直接朝向正极,显然也不可能同时直接朝向这

71

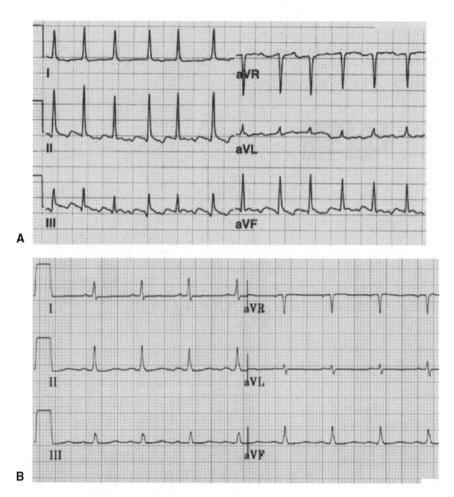

图8.1 正常电轴。(A)和(B)是正常电轴的两个例子。

2 个导联的正极，而是朝向更偏向于它们的正极而不是背离它们。如果 I 导联和 aVF 导联都是这种情况，那么电流的净向量（电轴）则在正常范围内。

回想一下，心脏的除极通常是向左下方向进行的，这是正常电轴象限的基础（图8.2）。在许多心电图中，对 I 导联和 aVF 导联进行粗略的观察，明确

QRS 波群在这些导联中是正向波高于负向波，即可确定心电轴是正常的。

电轴象限

有时需要对电轴进行更精确的描述。第一步是确定电轴所在的"象限"。图8.3 给出了确定这一点的简单方法。这种方法使用手臂作为一种信号指示。I 导联的正极在左上肢，如果 I 导联的 QRS 波群大体上是正向的，则向左伸出左臂。

反之，如果 I 导联的 QRS 波群总体是负向的，则向右伸出右臂（背离正极）。根据六轴示意图，aVF 导联的正极可以想象为在双下肢之间。因此，如果 aVF 导联的 QRS 波群是正向的，就把手臂伸向下；如果 aVF 导联的 QRS 波群是负向的，就把手臂伸向上。两臂之间即是电轴所在的象限。例如，QRS 波群在 I 导联是负向的，在 aVF 导联是正向的，那么电

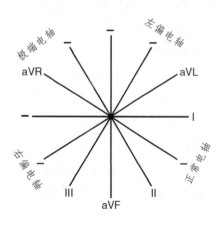

图8.2 电轴象限。

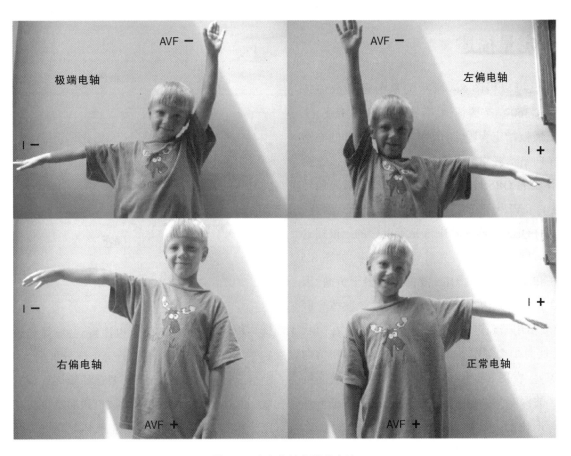

图 8.3　确定电轴象限的方法。

轴就在右侧象限。如果 QRS 波群在 I 导联和 aVF 导联中都是负向的，那么电轴就在极端象限，以此类推。使用这种方法，可以快速确定电轴象限。位于右象限的电轴被称为电轴右偏（RAD），位于左侧象限的电轴被称为电轴左偏（LAD），位于极端象限的电轴被称为极度偏移，而在正常象限的电轴则被称为正常电轴。

　　图 8.4 是六轴示意图。每个导联的名称写在各导联的正极侧。另一个特点是该图被细分为 4 个部分：正常、电轴左偏、电轴右偏和极度偏移。需要注意的是这 4 个电轴象限是不相等的，正常象限范围是扩展的。许多正常人的电轴落在左侧象限，略高于 I 导联的正极，因此，通常需要如图所示地扩大正常电轴的范围。这使得问题稍显复杂，因为位于左象限的电轴可能是正常的。有些专家使用同等大小的象限

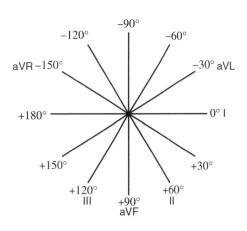

图 8.4　电轴角度。正常电轴 -30°~+90°，右偏电轴 +90°~180°，极端电轴 180°~-90°，左偏电轴 -30°~-90°。

来避免了这个问题。在这种方法中，正常象限不扩展，左象限中的任何电轴都被视为电轴左偏。本书使用的正常象限是扩展的。

电轴的定量描述

电轴也可以用图 8.4 所示的系统进行数值描述。电轴有 360°。按照惯例,有正 180° 和负 180°,Ⅰ导联的正极被指定为零点(0°)。假设某患者的心室除极的净向量恰好指向Ⅱ导联的正极(+60°)。这会导致Ⅱ导联的 QRS 波群形成一个较大的正向偏转(即 R 波)。aVL 导联的方向与Ⅱ导联垂直,因此,aVL 导联的 QRS 波群大致应该是等电位的。根据这些原则,可以确定电轴。首先需要确定象限,如图 8.5 中Ⅰ导联和 aVF 导联的 QRS 波群正向多于负向,因此电轴在正常象限内。接下来确定哪一个肢体导联(胸前导联不用于确定电轴,因为这些导联不在冠状面上)表现为 1 个等电位的 QRS 波群(正向和负向波幅相等)。在图 8.5 中,aVL 导联的正向 R 波高度与负向 S 波深度几乎相等。因此该导联 QRS 波群基本上是等电位的。如果 aVL 导联是等电位的,那么电轴应该与其垂直。该轴可能是 +60° 或 −120°;已经确定电轴在正常象限内,所以肯定是 +60°。

图 8.6 中,Ⅰ导联的 QRS 波群大部分是正向的,而 aVF 导联的 QRS 波几乎全部为负向。因此,该电

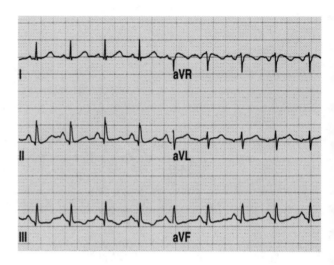

图 8.5　正常电轴 +60°。

轴一定落在左侧象限。可以注意到,肢体导联都不是真正等电位的(QRS 波群的正负部分抵消为零)。这种情况经常发生,因此有必要选择最接近等电位的导联。虽然 aVR 导联的 QRS 波群正向及负向波群并不完全相等,但是该导联比其他肢体导联更接近于等电位。这意味着电轴近似但不完全垂直于该导联(−60° 或 +120°)。由于已经确定该电轴在左侧象限,那么电轴一定是最接近 −60°。由于 aVR 导联的 QRS 波群不完全是等电位的,电轴并不完全垂直于这个导联,但

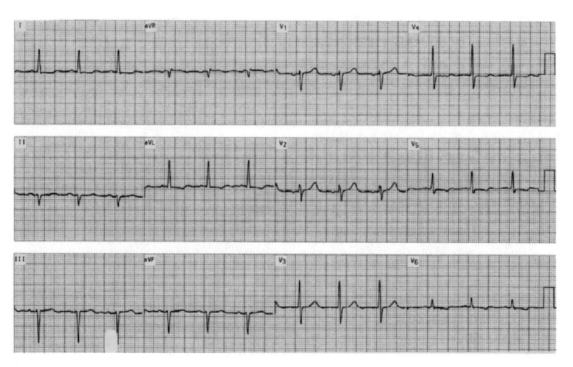

图 8.6　电轴左偏 −60°。

是，精准的电轴应该与用这种方法得到的电轴相差15°以内（这对大多数临床需求来说是完全合理的）。因此，可以将图8.6中的电轴定性地描述为电轴左偏，定量地描述为-60°。

如果使用扩展的正常象限，那么即使电轴在左侧象限也被认为是正常的。在图8.7中，Ⅰ导联的QRS波群几乎全部为正向，在aVF导联中为负向，因此，电轴在左侧象限。在肢体导联中，Ⅱ导联是最接近等电位的，如果电轴位于左侧象限并且与Ⅱ导联大致垂直，那么它肯定接近-30°。因此，将这一电轴定量描述为-30°。

如果Ⅱ导联的QRS波群完全等电位，可知电轴正好是-30°，并且是正常的。然而，当Ⅱ导联并不完全是等电位的，那么电轴接近但不完全等于-30°。如果电轴比-30°略偏负向，那么被认为是电轴左偏，而如果它比-30°略偏正向，那么电轴正常。稍微推理一下就可以解决这个两难的问题。如果Ⅱ导联的QRS波群是正向多于负向，在这种情况下，电轴一定偏向于Ⅱ导联的正极（+60°）多一点，因此，电轴将落在正常象限。如果Ⅱ导联的QRS波群是负向多于正向，那么电轴必然指向Ⅱ导联的负向（-120°）多一点，此时会出现电轴左偏。

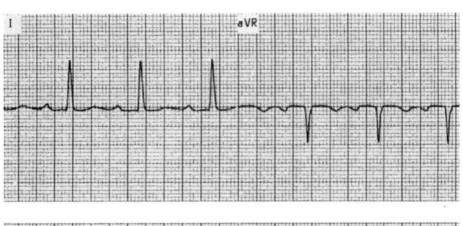

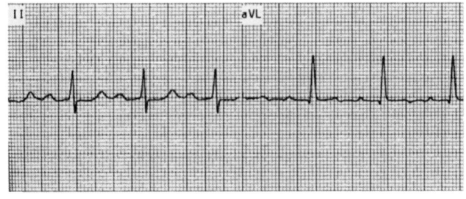

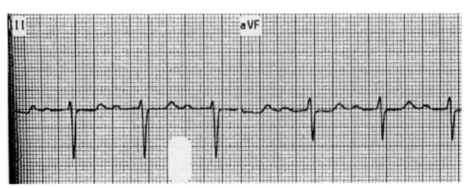

图 8.7 左侧象限，正常电轴。

图 8.8 中的电轴大致垂直于 aVF 导联（aVF 导联有最接近等电位的 QRS 波群）。由于 aVF 导联是与 I 导联共同应用来确定电轴位于哪个象限，这似乎是一个问题。实际上，在这种情况下电轴是很容易估算的，因为它必须与 aVF 导联大致垂直，并偏向于 I 导联(因为 I 导联的 QRS 波群显然是正向多于负向的)，所以电轴约为 0°。由于 0°在正常象限，所以该电轴是正常的。同样的，如果 I 导联的 QRS 波群最接近等电位，那么电轴肯定大致垂直于 I 导联。在这种情况下，如果 aVF 导联的 QRS 波群是正向的，那么电轴为+90°。如果 aVF 导联的 QRS 波群是

负向的，那么电轴则为-90°。

图 8.9 是一例心房颤动患者的心电图。I 导联 QRS 波群的净波幅为负向，而 aVF 导联为正向。因此电轴右偏位于右侧象限。显然 aVR 导联是最接近等电位的导联，因为它基本上没有 QRS 波群，提示电轴直接垂直于该导联。由于已经确定电轴在右侧象限，那么电轴肯定是+120°。

确定电轴

确定电轴的步骤如下：

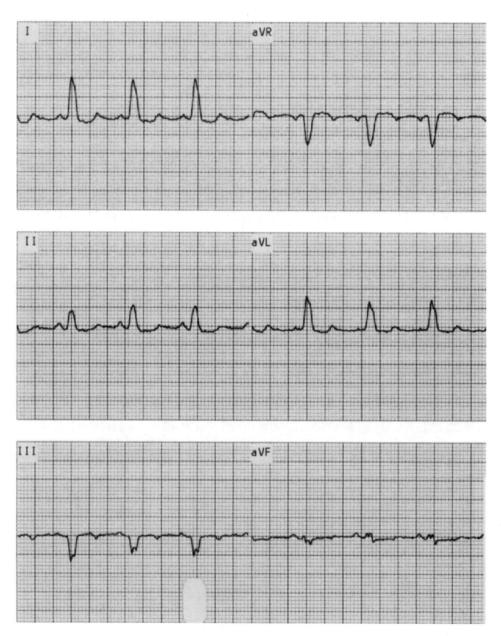

图 8.8　电轴为 0°。

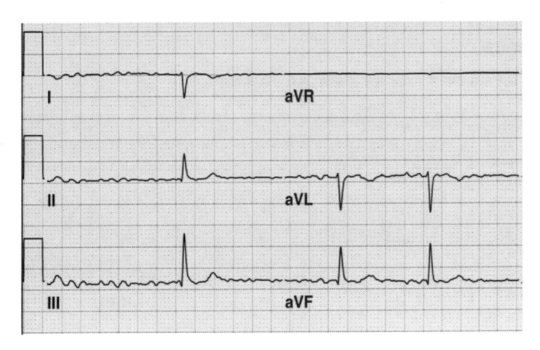

图 8.9 电轴右偏+120°。

- 通过观察 Ⅰ 导联和 aVF 导联来确定象限。
- 找到 QRS 波群最具等电位特征的肢体导联。
- 电轴垂直于具有等电位 QRS 波群的导联,并落在先前确定的象限内。

不确定电轴

临床工作中偶尔也会遇到像图 8.10 所示的心电图。在这种情况下,大部分的肢体导联 QRS 波群都表现出等电位的特征。这是由于该患者的平均电轴不在冠状面上。如果在冠状面的话,只有 1 个或 2 个肢体导联会接近于等电位。事实上,该电轴是垂直于冠状面的。这就是为什么这么多的肢体导联是等电位的。在这种情况下,常规的方法不再适用,这种电轴通常被简单描述为不确定电轴,因为它不能被确定。

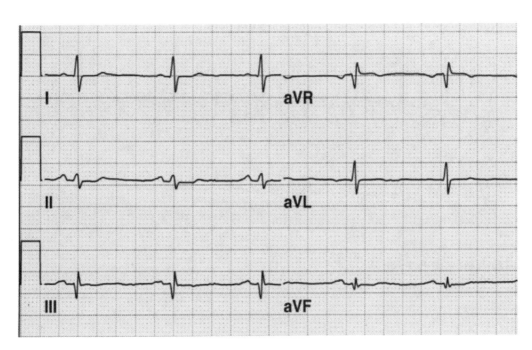

图 8.10 不确定电轴。

临床图例回顾

如果 II 导联的直线不是技术错误导致的，那是什么原因造成的？

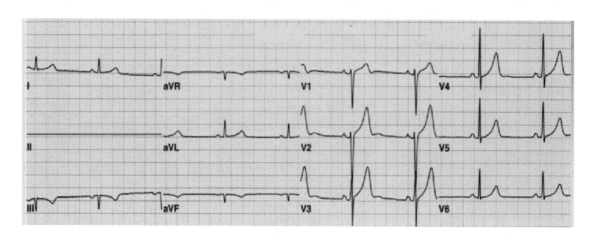

在 II 导联出现"直线"是因为平均 QRS 电轴($-30°$)刚好垂直于 II 导联，形成了 1 个等电位的 QRS 波群。

测试

1.请描述下图的电轴(定量和定性)。

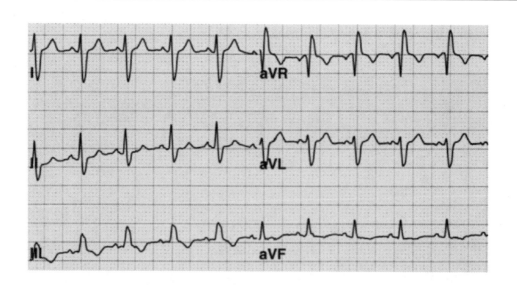

2.请描述下图的电轴(定量和定性)。

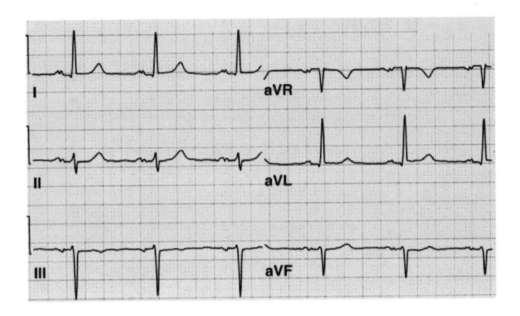

3.请描述下图的电轴(定量和定性)。

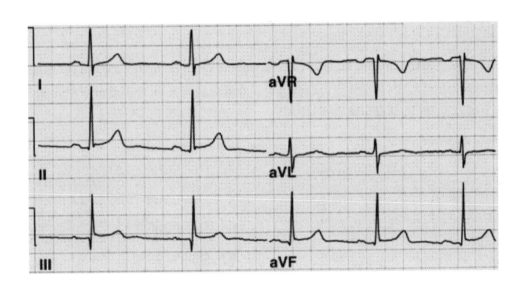

解析练习

　　1.是否存在 P 波？P 波是否为正向且形态一致？QRS 波群正常吗？电轴呢？心率缓慢(<60bpm)、正常(60~100bpm)还是增快(>100bpm)？ 节律是否规则？

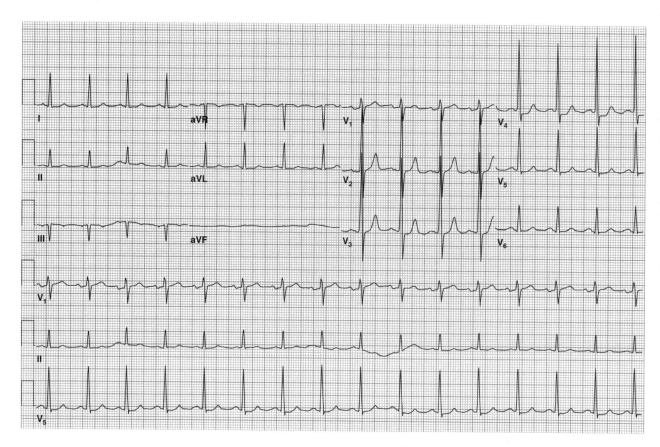

　　答案:P 波存在;P 波正向且形态一致;QRS 波群过早移行(V₂),aVF 导联没有 QRS 波;电轴正常,0°;心率正常;节律规则。**解析:**窦性心律;过早移行。**注释:**当 P 波在 Ⅱ 导联非常小,在其他导联中发现它可能更容易。在这个图例中,P 波在 V₁ 和 V₅ 导联中更为明显。

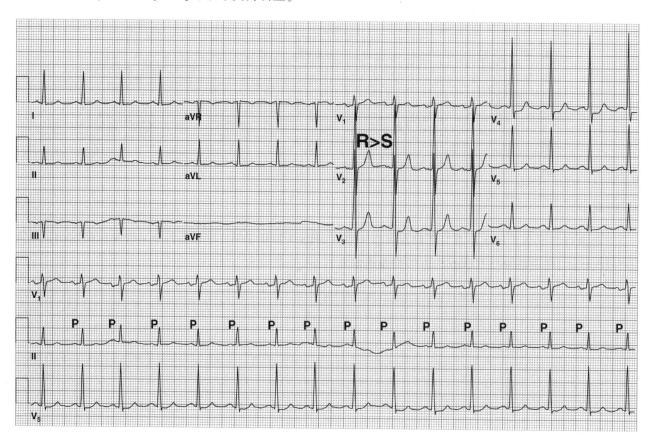

2.是否存在 P 波？ P 波是否为正向且形态一致？ QRS 波群正常吗？电轴呢？心率缓慢(<60bpm)、正常(60~100bpm)还是增快(>100bpm)？节律是否规则？

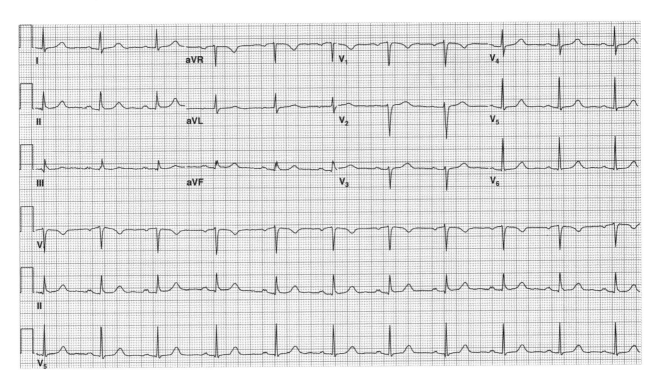

答案：P 波存在；P 波为正向的且形态一致；QRS 波群正常；电轴正常，+30°；心率正常；节律规则。解析：正常窦性心律，正常 QRS 波群。注释：临界的一度房室传导阻滞(PR 间期为 200ms)。

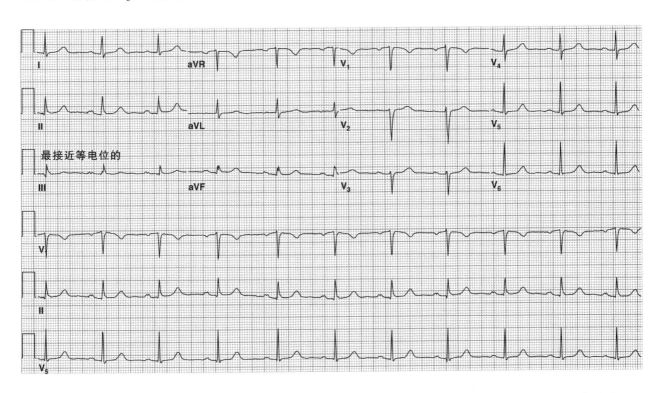

第 **9** 章

肥大

临床图例

　　一例准备做心电图运动试验的患者静息状态下心电图示多导联 T 波倒置,在站上跑步机之前是否还应采取其他措施?

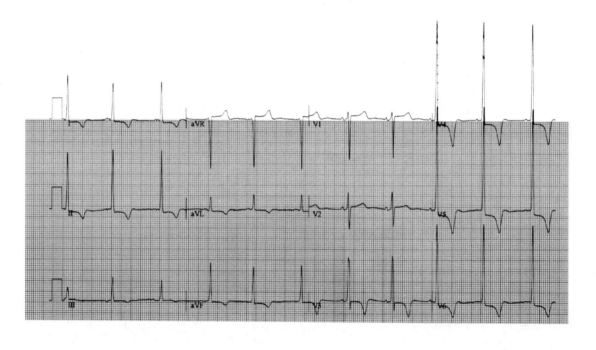

　　心肌肥厚的表现可以简单地概括为心房肥大导致 P 波增大,而心室的肥厚则导致 QRS 波群振幅增大。当然,必须了解一些具体细节。

右心房异常

　　由于窦房结位于右心房,正常情况下,右心房开始除极的时间略早于左心房。扩大的右心房需要更长的时间来除极,因此,扩大的右心房的电活动有很

大一部分发生在左心房除极的时候。这些电信号(右心房和左心房)叠加在一起,导致一个异常高且往往是尖的("尖峰状")P 波(图 9.1)。因为左心房除极正常,右心房的除极延长与左心房除极或多或少是同时发生的,所以心房除极的总时间没有改变。可以在 Ⅱ 导联中去寻找这些高且可能尖的 P 波,P 波振幅≥0.25mV(2.5mm)被认为是异常增高。

　　有时心电图显示正常的 P 波,而事实上右心房是扩大的,有时 P 波异常增高,而心房大小却正常,

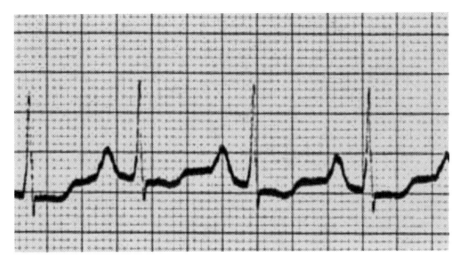

图 9.1 右心房异常(扩大)。

因此,右心房异常(RAA)这一术语可能比右心房扩大更合适,因为前者表示心电图的改变,但并不能断言心房已经发生了特定的形态学变化。由于右心房异常经常与肺部疾病一起出现,这种高尖 P 波通常也被称为肺型 P 波。

左心房异常

当右心房大小正常而左心房扩大时,可看到增宽的 P 波,中间常有切迹。这个增宽的 P 波的前半部分代表着正常的右心房的电活动(右心房在左心房之前开始除极),扩大的左心房需要更长的时间除极,因此,P 波的后半部分会延长,导致异常增宽的 P 波 (图 9.2)。由于大部分心房电活动不是同时发生的, 所以电活动不会叠加在一起而形成像右心房那样的异常高尖 P 波。而且左心房的大部分额外电活动是在右心房除极后发生的, 导致 Ⅱ 导联的 P 波时限增宽(≥120ms)。左心房异常(LAA)的一个常见原因是二尖瓣疾病,因此常被称为二尖瓣型 P 波。

对于左心房异常, 必须观察 Ⅱ 导联和 V_1 导联。正常情况下,V_1 的 P 波是双向的, 包括最初的正向波,代表右心房的除极(其除极向量很大程度上是朝向前方的,因此是朝向 V_1 的正极),然后是负向波,代表左心房的除极(其除极向量偏向后方,因此背离了 V_1 的正极)。正如预期的那样,如果左心房扩大,V_1 导联 P 波的负向部分可能会发生改变。"一格宽一格深"是指 V_1 导联中与左心房异常相关的常见形式。这时,V_1 导联 P 波的负向部分至少要有 40ms(一个小格)的宽度和 0.1mV(一个小格)的深度(图 9.2C)。

无论是在 Ⅱ 导联出现增宽的 P 波,还是在 V_1 导联出现"一格宽一格深"的终末负向 P 波,都足以诊断左心房异常。左心房扩大也可以用于这种情况,但这也是不恰当的,因为其提示的形态学改变可能并不存在。

右心室肥厚

在胸前导联中,V_1 是最右侧的导联,因此最接近右心室。右心室增大常常导致该导联出现异常高大的 R 波。如果不仔细的话,这些变化很容易被忽略,因为产生的 R 波可能不会很高大。这是因为 V_1 导联常表现为非常小的 r 波,然后是一个大的 S 波。V_1 导联中 R 波增高的标准通常是 R 波高度与 S 波相同或大于 S 波的深度。图 9.3 中 V_1 导联的 r 波不是很高,但是它与 s 波的深度相同甚至更深,因此,相对来说,它是异常"增大"的。与心房异常的情况类似, 上述心电图的表现在心室没有实际增大的情况下也可以看到。因此,"右心室肥厚可能"会比仅仅根据心电图结果就明确指出是右心室肥厚更加恰当。其他提示右心室肥厚的表现包括 V_6 导联持续的 s 波、电轴右偏,或存在右心房异常(导致右心室扩大的因素通常也影响右心房)。与右心室肥厚相关的变

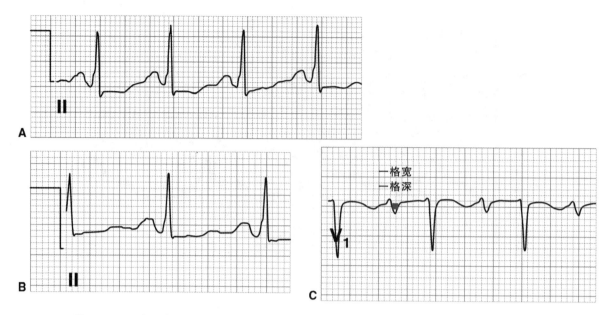

图 9.2   左心房异常(扩大)。(A,B) II 导联 P 波增宽。(C)V₁ 导联 P 波终末的负向部分宽而深。

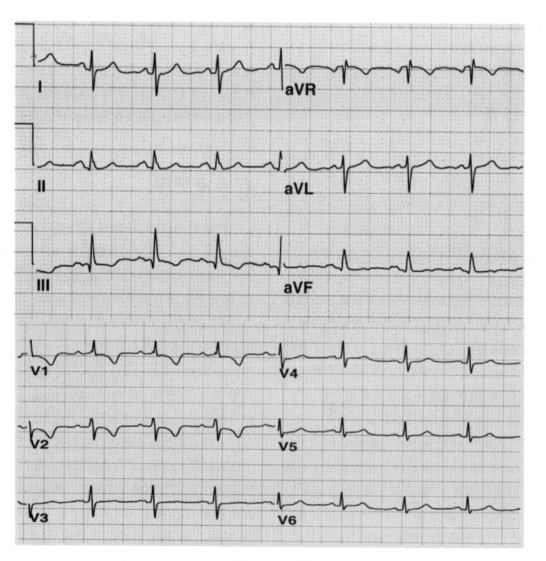

图 9.3   右心室肥厚。

化往往是不明显的,而且没有很好的量化标准。

左心室肥厚

通常情况下,右胸导联(V_1 和 V_2)可见一个来自室间隔除极的小 r 波伴随着一个与左右心室同步除极相关的大 S 波。而左胸导联(V_5 和 V_6)可见室间隔除极形成的小 q 波,然后是一个与心室除极相关的大 R 波。这些表现是因为左心室质量比右心室大得多,因此在电学上占主导地位,导致心室除极的净向量指向 V_5 和 V_6 导联,而背离 V_1 和 V_2 导联。当左心室肥厚时,V_5、V_6 导联的 R 波和 V_1、V_2 导联的 S 波会增大。一个公认的判断左心室肥厚的标准是将 V_5 或 V_6 导联中最高的 R 波振幅加上 V_1 导联 S 波的深度,如果其结果>3.5mV(35mm),则表示"电压符合左心室肥厚"(图9.4 和图9.5)。通常这个标准只适用于 35 岁及以上的患者。对于 35 岁以下的患者,往往用 50mm 或 55mm 的标准来代替 35mm。另一个常用的左心室肥厚计算公式是 I 导联的 R 波振幅+III 导联的 S 波深度>25mm。

左心室肥厚并不总是病理性的。图9.4 所示的心电图来自一位前奥运会赛艇运动员。在这个案例中,左心室肥厚可能是对长期高强度运动的正常反应。

复极化异常

左心室的扩大通常会导致异常的复极,表现为特征性的 T 波倒置和 ST 段压低,多见于 R 波较高的导联(图9.5 中的 V_5 和 V_6 导联及图9.7 中的 aVL 导联)。这些 ST-T 波形的异常改变常被称为"劳损"型,然而"复极化异常"一词更可取。如果出现了复极化异常,则更有可能提示心室肥厚的存在。其他支持左心室肥厚的表现包括左心房异常和 QRS 波群时限的增宽。

复极化异常对运动试验有重要的影响。ST 段压低和 T 波倒置是缺血的标志。它们出现在静息心电图上会使"单纯"(仅心电图)负荷试验对缺血的判断不准确("非诊断性")。在这种情况下,比较好的办法是用影像学方法进行检查,如放射性核素运动负荷试验或负荷超声心动图。

aVL 导联的正极在左侧,左心室增大可导致该导联的 R 波增大。振幅≥1.2mV(12mm)通常被定义为"大"。图9.6 和图9.7 显示了 aVL 导联中高 R 波的例子。图9.7 也显示了 aVL 导联的复极化异常("劳损")。

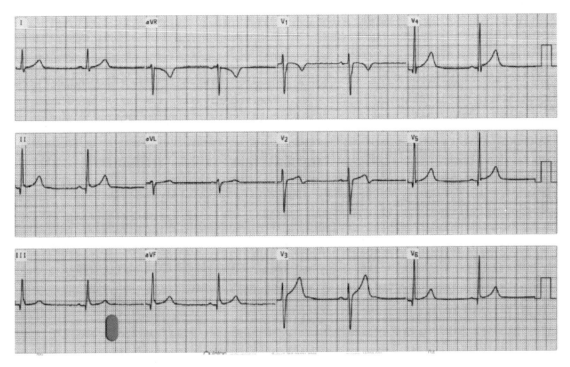

图9.4　左心室肥厚时的电压。

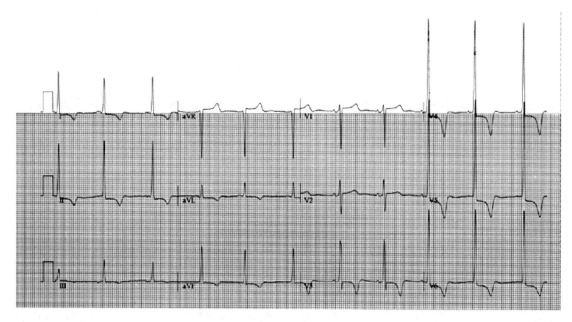

图 9.5 符合左心室肥厚的电压伴"劳损"。

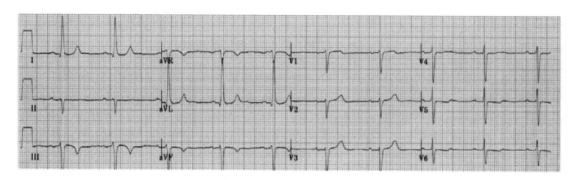

图 9.6 aVL 导联的电压符合左心室肥厚。

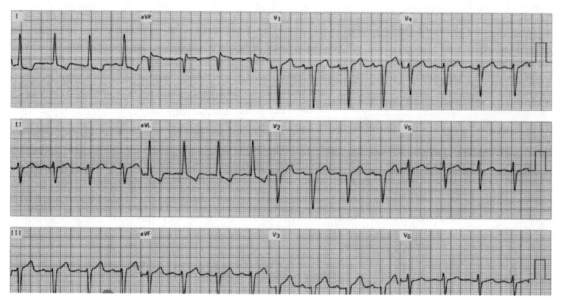

图 9.7 aVL 导联符合左心室肥厚的电压伴"劳损"。

多腔室肥厚

心脏的多个腔室都可能扩大,在这种情况下,心电图可能显示出不止一种类型的肥大心电图特征。例如,在图 9.8A 中,P 波既宽又高,符合右心房和左心房异常的标准,通常被称为双房异常。图 9.8B 就在 II 导联显示出宽而高的 P 波(在 V₁ 导联 P 波负向部分表现出"一格宽,一格深"的特征),V₅ 或 V₆ 导联 R 波振幅与 V₁ 导联 S 波振幅之和>35mm。因此,该心电图既存在双房异常,又符合左心室肥厚的电压标准。

如前所述,心电图的表现并不总是与心腔的物理大小精确相关。图 9.9 中的心电图来自经食管超声心动图检查确诊左心室肥厚的患者,但这份心电

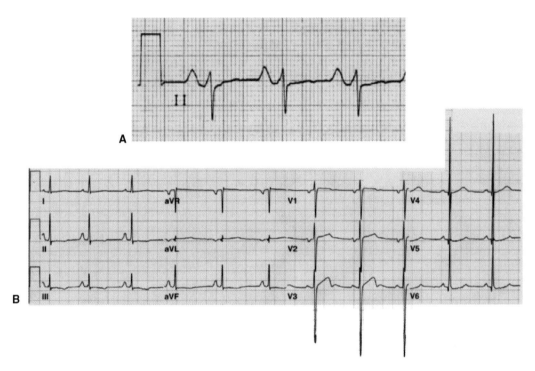

图 9.8 多腔室肥厚。(A)双房异常。(B)双房异常和符合左心室肥厚的电压标准。

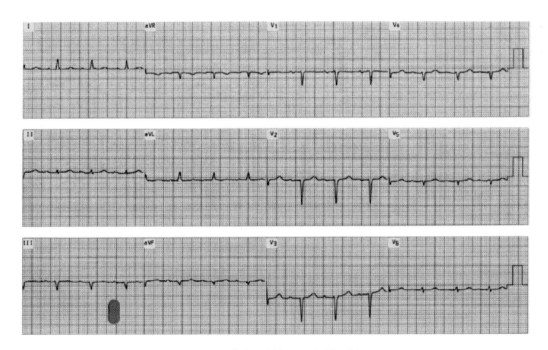

图 9.9 存在肥厚但无心电图证据。

图并不符合左心室肥厚的任何标准。这就是为什么用"电压符合左心室肥厚"的表述更合适。这类术语提示心电图改变的存在，而不表示形态学改变一定存在（表9.1）。

表 9.1　肥厚的诊断标准

右心房异常	Ⅱ 导联 P 波振幅≥2.5mm
左心房异常	Ⅱ 导联 P 波时限≥120ms 和（或）V₁ 导联 P 波的负向部分有 1mm 宽和 1mm 深
右心室肥厚	V₁ 导联的 R 波≥S 波、V₆ 导联持续 S 波、右心房异常
左心室肥厚 *	V₅ 或 V₆ 导联 R 波+V₁ 导联 S 波≥35mm 和（或）
	aVL 导联 R 波≥12mm 和（或）
	Ⅰ 导联 R 波+Ⅲ 导联 S 波>25mm

*左心室肥厚的诊断有多种不同的标准，也可以使用其他标准。

临床图例回顾

一例准备做心电图运动试验的患者静息状态下心电图示多导联 T 波倒置，在站上跑步机前是否还应采取其他措施？

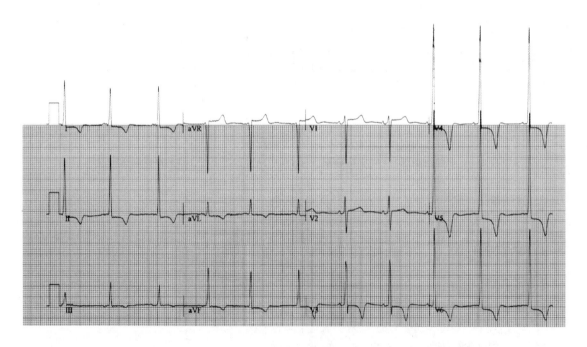

T 波的倒置似乎与左心室肥厚的复极化异常相关（"劳损型"改变）。这些改变使得仅从心电图来诊断缺血变得困难。运动学专家咨询心脏病主治医师后，将检查改为放射性核素运动负荷试验。

测试

1.描述以下心电图中任何肥厚的证据。

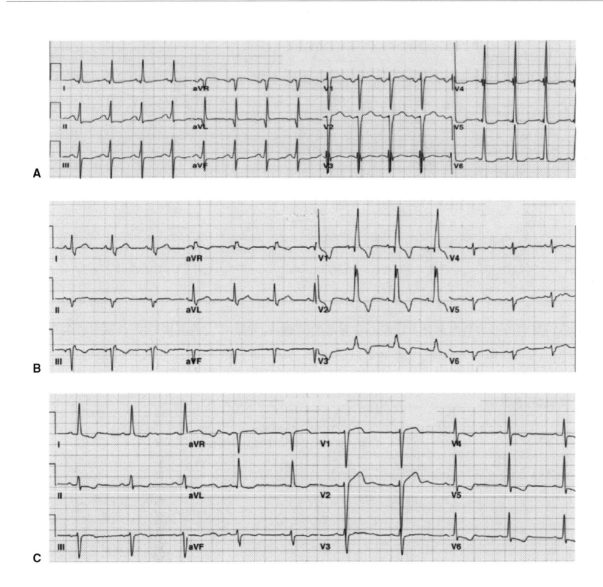

解析练习

　　1.P 波(与 P 波和 PR 间期有关的所有因素)?QRS 波群和 T 波(与 QRS 波群和 T 波形态相关的内容)?电轴?心率?节律?

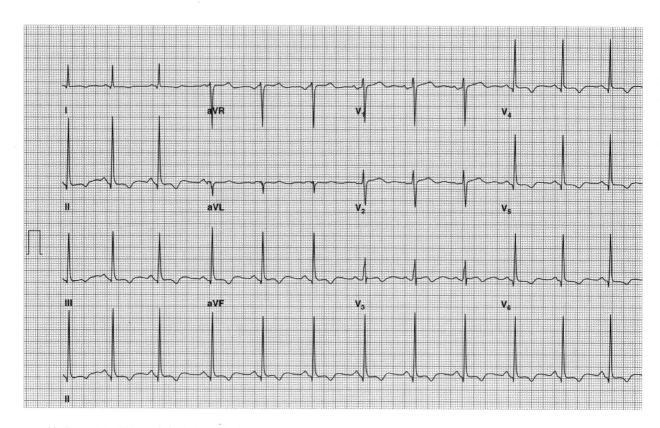

答案: V_1 导联的 P 波负向部分符合左心房异常的标准;V_5 导联 R 波的振幅与 V_1 导联 S 波的深度相加的结果符合左心室肥厚的标准;电轴,正常+60°;心率正常;节律,最长和最短的 RR 间期相差>80ms。**解析:**窦性心律不齐,左心房异常,电压符合左心室肥厚标准。**注释:**存在一定程度的 T 波倒置,但其深度不足以被视为典型的"劳损型"改变。

$$RV_5+SV_1>35mm$$
$$P 波的负向部分有一格宽且一格深$$

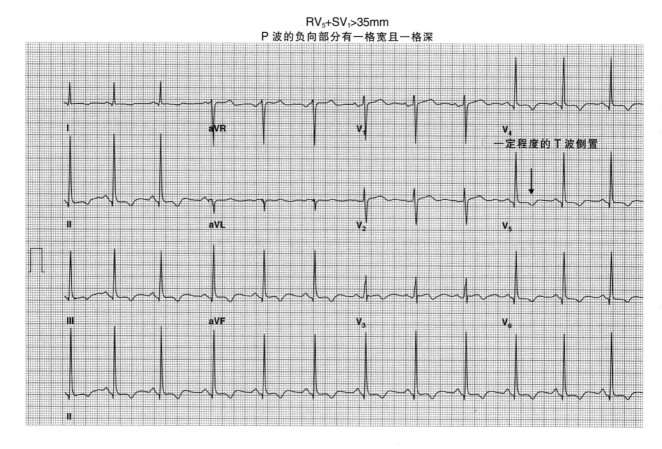

2.P 波(与 P 波和 PR 间期有关的所有因素)？QRS 波群和 T 波(与 QRS 波群和 T 波形态相关的内容)？电轴？心率？节律？

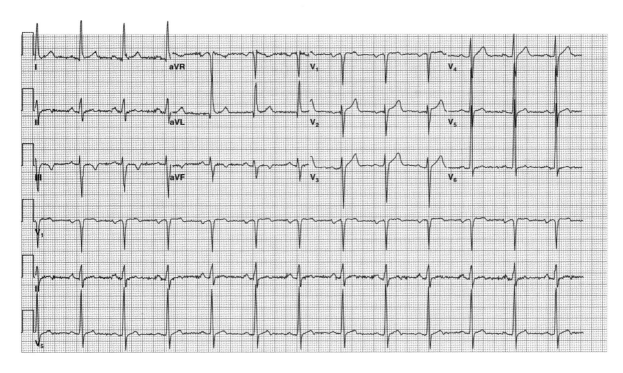

答案：V_1 导联 P 波的负向部分达到"一格宽,一格深"；V_6 导联的 R 波+V_1 导联的 S 波符合左心室肥厚的电压标准,同时 aVL 导联的 R 波高度也符合标准;电轴,正常-30°；心率正常；节律规则。解析：正常窦性心律,左心房异常,电压符合左心室肥厚标准。注释：大量的伪差可能是由皮肤准备不良就贴心电图电极造成的。由于伪差的存在,最初可能看起来像心房颤动,但是可以看到持续的 P 波,并且节律是规则的。电轴在左侧象限,Ⅱ导联是最接近等电位的导联,其 QRS 波群 R 波略大于 S 波。

$$RV_5+SV_1>35mm；RaVL>12mm$$
P 波的负向部分有一格宽且一格深

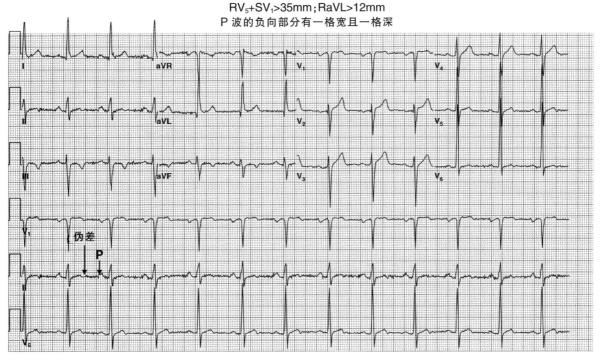

(余莎莎　译)

第 10 章

传导障碍

临床图例

当确认患者还没有进食，并且已经准备好接受运动负荷试验，责任护士告诉你该患者的 V_1 和 V_2 导联出现了新的 rSR' 波型。

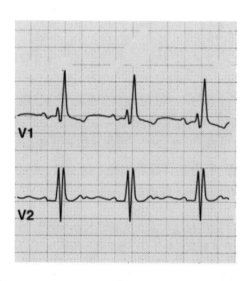

将传导系统的问题概念化的简单方法是将左右束支想象成电线(图 10.1)。由于心室心肌细胞是通过缝隙连接将电活动连接在一起的，如果其中一根电线被切断，电流通过心室的传导仍然会发生，但需要更长的时间，更无序一些。心室传导系统的功能是促进快速和有组织的去极化，传导系统的缺陷将导致心室电活动更慢和更不具有组织性，这是合乎逻辑的。更慢的电活动以多个心电图导联出现更宽的 QRS 波群为典型表现，同时这种电流的异常模式将通过改变 QRS 的形态显现出来。利用一些基本原则分析，QRS 波群发生的变化就非常好理解了。

右束支传导阻滞

假设左束支功能正常，但是右束支不知何故被"切断"了。事实上，更常见的情况可能是传导系统局部缺血或者已经发生了退行性改变，不管怎样，把它简单地想成是一根被切断的电线能更好地帮助我们理解由此产生的心电图表现。回想一下，心室激动起始是室间隔的去极化。大多数人的室间隔是由源于左束支的纤维激活的。在这种情况下室间隔激动通常不受右束支传导阻滞(RBBB)的影响。室间隔的去

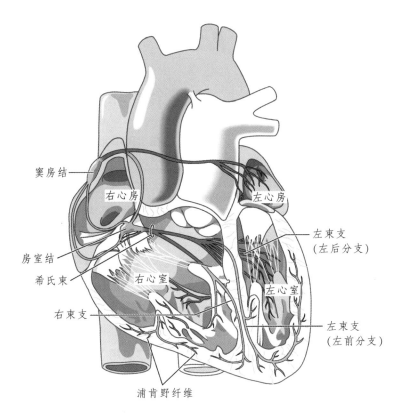

窦房结

右心房

左心房

房室结

希氏束

右心室

左束支
（左后分支）

左心室

右束支

左束支
（左前分支）

浦肯野纤维

图 10.1　传导系统。

极化从左到右，在 V_1 和 V_2 导联产生 1 个小的 r 波，在 V_5 和 V_6 导联产生 1 个小的 q 波（见图 7.10）。这种起始的图形表现往往在发生右束支传导阻滞时也可看见。通常左右心室会同步去极化。左心室电活动占主导地位，导致整体心电向量指向左侧。在心电图上显示为 V_5 和 V_6 导联的大 R 波，在 V_1 和 V_2 导联的大 S 波。由于右束支传导阻滞，左心室的传导正常进行（左束支功能正常），但在右心室发生传导延迟（右束支功能异常）。当 2 个心室都发生去极化时，净电量常规向左，在 V_1 和 V_2 导联产生 S 波，在 V_5 和 V_6 产生 R 波。左心室在正常时间周期内完成去极化，而右心室仍然在左心室完成去极化后继续除极。最终电流向量指向右前方，因此致使 V_1 和 V_2 导联产生 R'波，V_5 和 V_6 产生 s 波（在没有 RBBB 的情况下，左胸导联通常没有 s 波）。综上所述，经典的 RBBB 图形包括增宽的 QRS 波群，在 V_1 和 V_2 导联呈 rSR'型，V_5 和 V_6 导联呈 qRs 型（图 10.2A），由于诸多原因，这种经典的图形不是很常见。图 10.2B 中有顿挫的 R 波（R 波的后面部分不是 R'波，因为向下的波形并没有低于基线）和图 10.2C 的宽 R 波是

RBBB 的其他典型表现。值得注意的是，所有情况下，RBBB 时的 QRS 波群是增宽的且右胸导联的 R 波比正常时高大。

左束支传导阻滞

假设右束支功能正常，但是左束支不知何故被"切断了"。右心室快速而正常地除极，但是左心室将通过较慢的细胞间扩布被激活。同时，室间隔激活通常会受到影响，因为其除极通常来自于左束支的纤维。因此，V_1 和 V_2 导联正常的初始（间隔）r 波和 V_5 和 V_6 导联正常的初始（间隔）q 波都将消失。开始是左、右心室的除极，而不是室间隔的首先激活，因此电流的净向量主要指向左心室。由于电流流动方向的原因，心电图上将呈现 V_5 和 V_6 导联的 R 波及 V_1 和 V_2 导联的 Q 波。右心室将在正常时间范围完成去极化，而左心室完成去极化的时间将比平时长，导致左胸导联出现持续的（宽）R 波。因此，左束支传导阻滞（LBBB）的典型表现是 V_5 和 V_6 导联宽的（有时是顿挫）R 波，V_1 和 V_2 导联的宽 QS 波（图 10.3）。Ⅰ 和

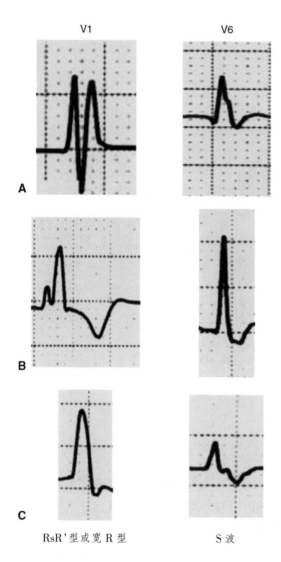

RsR'型或宽R型   S波

图 10.2   右束支传导阻滞图形。

aVL 导联也表现为典型的宽 R 波，因为这些导联也是指向左侧的。

完全性和不完全性束支传导阻滞

在 RBBB 和 LBBB 中，由于部分传导系统病变，心室去极化的时间比正常情况更长。某些导联 QRS 波群的时限延长。正常的 QRS 波时限<100 ms(2.5 个小格)。如果束支传导阻滞中 100ms≤QRS 波时限<120ms，它通常被称为不完全性束支传导阻滞，如果 QRS 波时限≥120ms，则称为完全性束支传导阻滞。例如，V₁ 导联呈 QS 型，V₆ 导联呈宽 R 波(LBBB 的特征)，QRS 波时限轻度延长>100ms，称为不完全性 LBBB。QRS 时限通常不会在所有导联都延长。一些专家建议用 V₁ 导联的 QRS 时限来诊断 RBBB，V₆ 导联的 QRS 时限来诊断 LBBB。但是由于首次提出束支传导阻滞的概念实际上是在胸前导联使用之前(当时只有肢体导联存在)，其他一些学者建议使用肢体导联中最宽的 QRS 作为基准。

继发于束支传导阻滞的 ST-T 改变

RBBB 和 LBBB 的异常除极导致异常的复极，主要表现为 ST 段和 T 波异常。在 LBBB 中，左胸导联

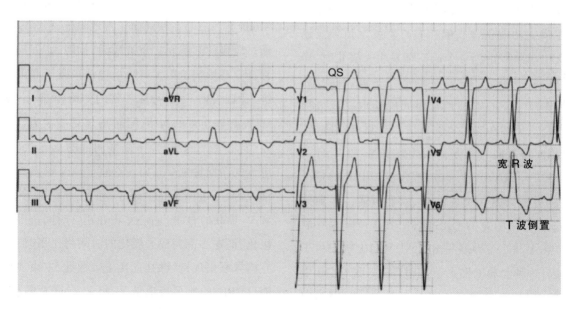

图 10.3   左束支传导阻滞。

的 ST 段通常压低伴 T 波倒置,而右胸导联 ST 段通常抬高。在 RBBB 中,ST 段压低和 T 波倒置通常见于右胸导联,左胸导联通常不受影响(除了前面提到的 s 波的出现)。这些变化如图 10.4 所示,称为继发性 ST-T 改变:因为它们继发于异常的束支传导阻滞所引起的异常除极。在后面的章节中,将阐述原发性 ST-T 改变(如心肌梗死)。

心率相关性(运动诱发)束支传导阻滞

图 10.5 显示了同一患者在三种情况下的心电图(V₁ 和 V₅ 导联):静息(图 10.5A)、运动(图 10.5B)和运动恢复后(图 10.5C)。V₆ 导联中的 QRS 波群在静息或恢复期间不增宽,但在运动负荷试验时显示为 LBBB 的特征。部分患者在低负荷状态下传导系统功能正常或相当于正常,但当心率增加时束支传导阻滞就会发生。由于退行性改变、缺血或其他因素,这些使心率增加的额外负荷会导致传导阻滞暂时性发生。如果这种情况发生在运动中,这种现象有时也被称为运动诱发的束支传导阻滞。由于这些短暂的阻滞伴随心率的增加,如果心率足够快也可发

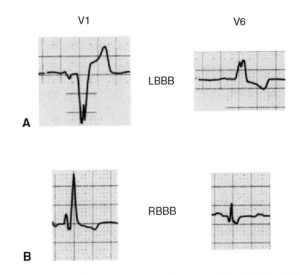

图 10.4　继发性 ST-T 改变。左束支传导阻滞(LBBB)(A)表现为 V₁ 导联 ST 抬高,V₆ 导联 ST 压低/T 波倒置。右束支传导阻滞(RBBB)(B)表现为 V₁ 导联 ST 压低/T 波倒置。

生在静息时,因此这种现象也称为心率相关性束支传导阻滞。运动时的 V₁ 导联条图(图 10.5B)显示了一例因患者运动所致基线不稳的伪差。

室内传导阻滞

有时虽然存在传导问题,但心电图表现既不是

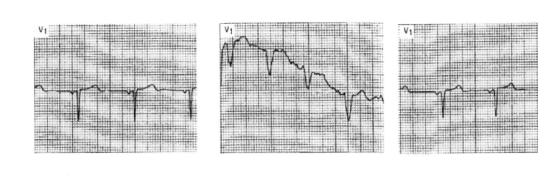

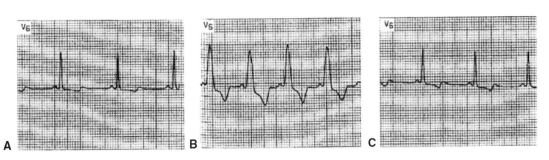

图 10.5　心率相关性左束支传导阻滞:静息时(A),运动时(B),运动恢复时(C)。

RBBB 也不是 LBBB。在这种情况下，可以采用室内传导阻滞或室内传导延迟（IVCD）的术语。图 10.6 中的 QRS 时限异常延长（即 ≥100ms），但 RBBB 图形和 LBBB 图形均不存在。术语 IVCD 便适用于这种既不符合 RBBB 也不符合 LBBB 的传导障碍。

分支（半束支）传导阻滞

尽管左束支经常被描述为一根"电线"，但人类的传导系统被更形象的定义为三束，包括 1 个右束支和左束支的 2 大分支，图 10.1 显示了左束支的前、后分支。它们有时也被称为下（后）和上（前）分支；这里使用前后分支进行讨论。

其中一个分支的传导异常称为分支传导阻滞或半束支传导阻滞。奇怪的是，单个分支传导障碍仅仅轻度延长 QRS 时限，却更为显著地影响电轴的偏移。在左前分支传导阻滞的情况下（也称为左前半束支传导阻滞），电轴向左偏移，达到−45°或更靠左。因此，电轴为−45°或更负的（如−60°）程度可以作为推测存在左前分支传导阻滞的证据。一种简单的判断方法就是 aVF 导联的 S 波深度是否大于 I 导联的 R 波高度。观察图 10.7，aVF 的 S 波深度约为 7mm，而 I 导联的 R 波高度只有大约 5mm。这是一种简单快捷的判断方法；通常确定电轴的方法也可以揭示电

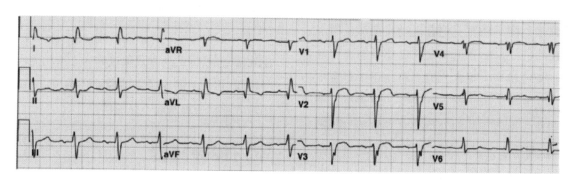

图 10.6　室内传导阻滞（延迟）。

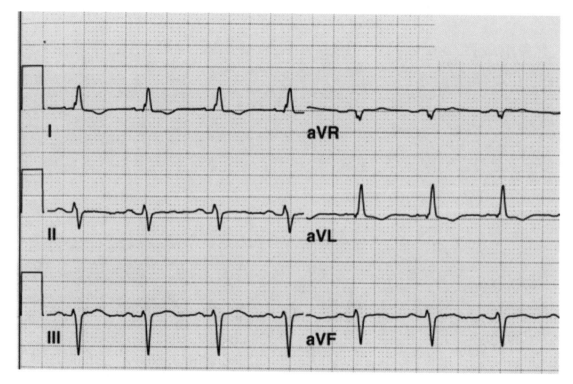

图 10.7　左前分支传导阻滞。注意电轴< −45°且 aVL 有 Q 波。

轴是否满足这类传导障碍的标准。要正确诊断左前分支传导阻滞必须先排除室间隔激动异常。因此，在Ⅰ、aVL 和 V₆这 3 个导联中有 2 个出现时限较短的小 q 波（室间隔激动正常的证据），同时电轴达–45°或更靠左。左前分支传导阻滞的诊断标准不适用于下壁心肌梗死时，因为梗死也会改变 QRS 电轴。

如果左束支的左前分支功能正常但是左后分支功能障碍，电轴向右偏>120°（图 10.8）。许多因素可以使电轴向右偏，因此只有排除了其他原因（如肺部疾病等）后，电轴>120°可以用来推测左后分支传导阻滞。因此，电轴>120°时，可以使用可能的左后分支传导阻滞这一术语来描述。

双分支传导阻滞

三分支传导系统（右束支、左后分支和左前分支）中的 2 个可能出现异常（如果三分支全部发生功能障碍则会出现完全性心脏传导阻滞）。如果左束支的 2 个分支发生功能障碍，则出现 LBBB。若右束支和左束支的 1 个分支功能障碍，则出现双分支传导阻滞（一些临床医生也认为一度房室传导阻滞合并双分支阻滞是一种三分支阻滞的形式）。如图 10.9 展示了两种可能的双分支传导阻滞的组合。在这两种情况下，都存在 RBBB 的图形特征。在图 10.9A 中，电轴符合左后分支传导阻滞的标准，而在图 10.9B，电轴偏移符合左前分支传导阻滞的标准。

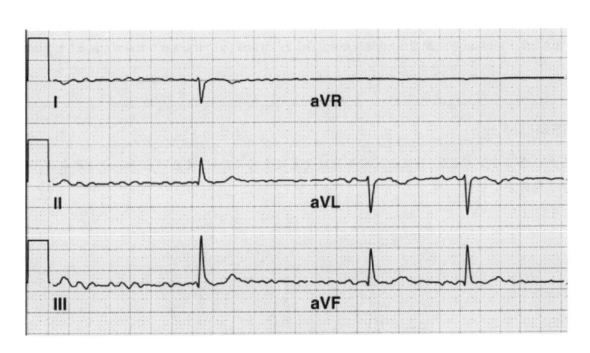

图 10.8 左后分支传导阻滞。节律为心房颤动。电轴明显>120°并且已排除引起电轴右偏的其他原因。

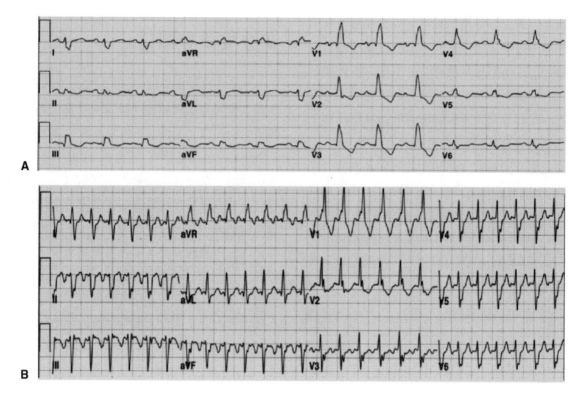

图 10.9　双分支传导阻滞。(A)右束支传导阻滞和左后分支传导阻滞。(B)右束支传导阻滞和左前分支传导阻滞。

临床图例回顾

当确认患者还没有进食,并且已经准备好接受运动负荷试验时,责任护士告诉你该患者的 V_1 和 V_2 中出现了新的 rSR' 图形。

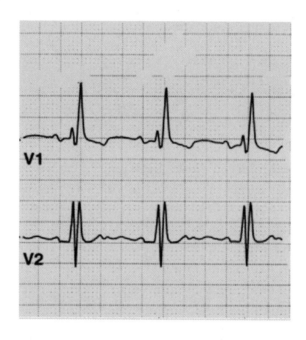

该患者有一个新发的 RBBB。因为这是临床状态的重大变化,运动负荷试验前联系该科室主任进行指导。

测试

1.描述 RBBB 和 LBBB 的 QRS 形态。

_____

2.术语室内传导阻滞(或延迟)是什么意思?

_____

3.描述以下心电图(A 和 B)中传导阻滞的证据。

_____

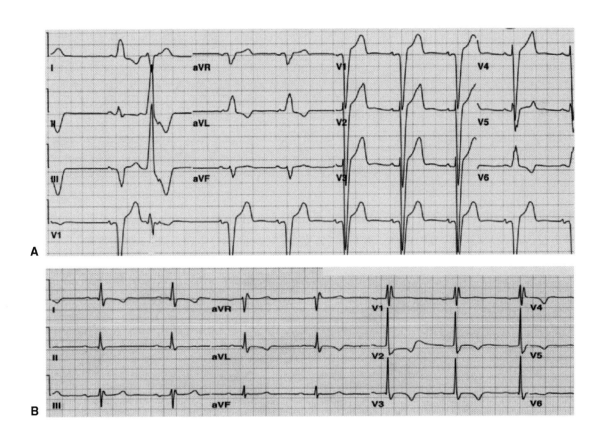

解析练习

1.P 波？QRS 波群及 T 波？电轴？心率？节律？

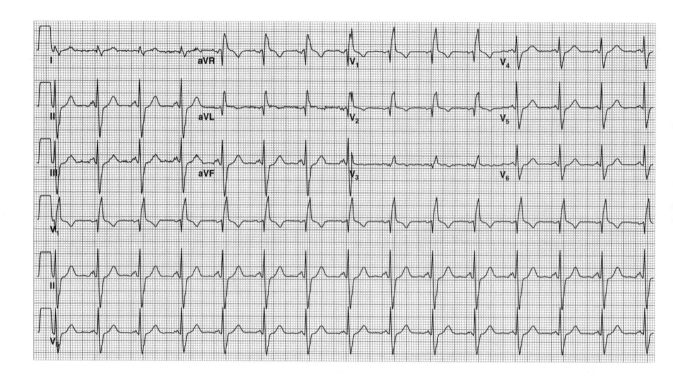

答案:P 波正常;QRS 波群在多个导联增宽,V₁ 呈 rSR'型伴 T 波倒置;电轴不确定,大部分的肢体导联都是接近等电位线的;心率正常;节律正常。解析:正常窦性心律;右束支传导阻滞,不确定电轴。

rSR'

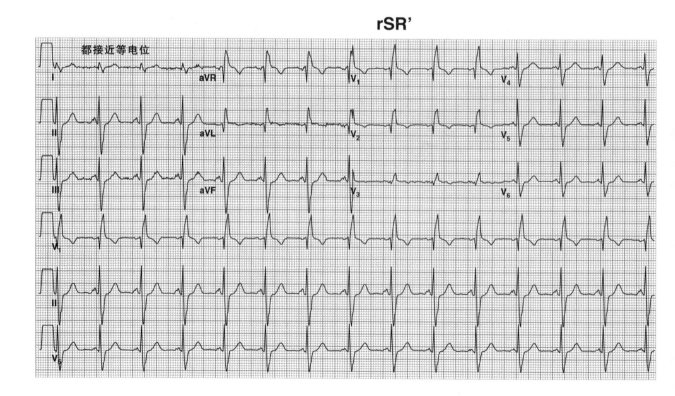

2.P 波？ QRS 波群及 T 波？ 电轴？ 心率？ 节律？

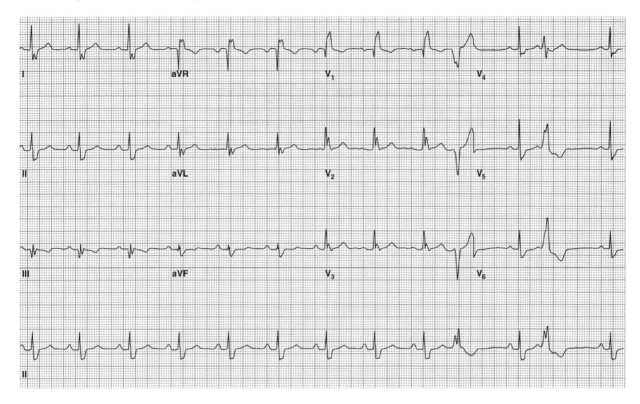

答案：P 波正常，除了 2 个提前的 QRS 波群前面没有 P 波；多导联 QRS 波群增宽，部分形态不同，V_1 导联呈宽 R 波伴 T 波倒置；电轴，正常 0°；心率正常；节律：大致规律，两次提早心搏。解析：窦性心律伴室性期前收缩；右束支传导阻滞。注释：在 Ⅰ 和 Ⅱ 导联中可能出现的 ST 段压低实际上是束支传导阻滞导致的宽 QRS 的一部分。

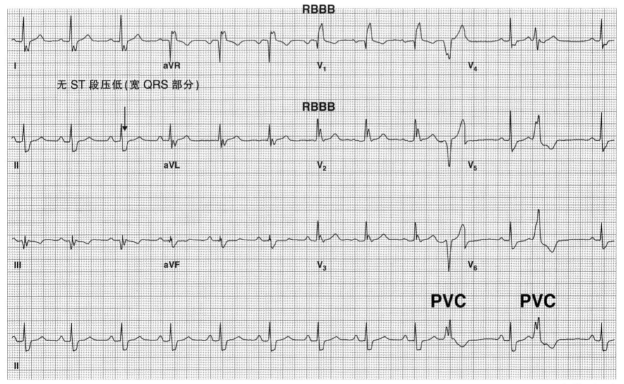

（向黎明　译）

第 **11** 章

缺血和梗死

临床图例

一例等待负荷试验检查的患者主诉胸部有一股强烈的压迫感,此时患者面色苍白,大汗淋漓。

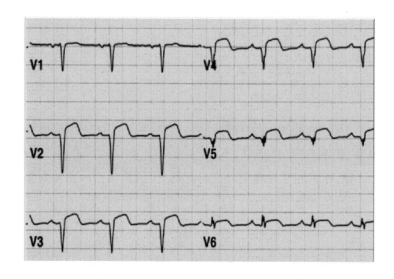

心肌缺血、缺氧一般是由血供不足引起的,这通常与冠状动脉阻塞相关。如果缺血时间延长,风险就会增加并最终导致心肌组织的死亡。这种情况被称为心肌梗死,通俗点说,就是"心脏病发作"。心肌缺血和梗死引起心电图的特征性改变,主要是 ST 段和(或)T 波的改变。回想一下,ST 段开始于 QRS 波群的终末,结束于 T 波起始,正常的 ST 段应该是等电位的(即在基线上)。图 11.1 中将 ST 段标示出来了。显著的 ST 段偏移,无论是抬高还是压低,以 PR 或 TP 段作为基线,通常被定义为偏移基线≥1mm(0.1mV)。

ST 段的抬高一度被认为是心肌从心内膜到心

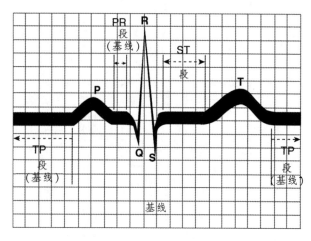

图 11.1 等电位点。

外膜下全层缺血的指征(透壁性缺血),而 ST 段压低被认为是由心肌内侧面(心内膜下)缺血导致的。具有显著 ST 段抬高的心电图特征称为透壁性梗死;显著 ST 段压低的心电图特征称为心内膜下梗死。最近,人们认识到缺血和由此引起的心电图改变的情况并不总是与既往心内膜下和透壁的定义一致。基于此,当前公认的术语是 ST 段抬高型心肌梗死(STEMI)和非 ST 段抬高型心肌梗死(NSTEMI),可以避免涉及心肌哪一层的诊断。目前认为冠状动脉完全闭塞导致 ST 段抬高,而部分闭塞导致 ST 段压低和(或)T 波倒置。一些典型的 ST 段抬高和压低的形式如图 11.2 所示。

ST 段抬高型心肌梗死

如果没有溶栓治疗或经皮冠状动脉介入治疗等干预措施,STEMI 通常有 3 个阶段的心电图改变。图 11.3 中显示了 3 个阶段的示例:第一阶段(急性期),其特征是显著的 ST 段抬高,有时伴有新发 Q 波。事实上,这类梗死的首次心电图变化通常出现高尖 T 波,有时也称超急性 T 波(图 11.4 中 $V_1 \sim V_3$ 导联),它的出现是短暂的,通常在做心电图时就消失了,所

以 ST 段抬高通常是 STEMI 在临床上遇到的首次心电图表现。ST 抬高可以持续数小时或更长时间,通常"进展"期会紧随其后,其主要表现为 ST 段回到基线(尽管仍可能是抬高的)及 T 波倒置。如果新的 Q 波在急性期没有出现,也可能出现在这个时期。进展期持续数小时至数天或更长时间, 然后是主要由 Q 波为主的陈旧期。在这个阶段,ST 段和 T 波可能回归正常化,唯一的证据是梗死残留的 Q 波。

图 11.5 是同一患者在 STEMI 急性期和进展期的心电图。注意第一份心电图(图 11.5A)显示明显的胸导联 ST 段抬高。到了第二天(图 11.5B),这些抬高的 ST 段回到基线(尽管许多导联仍明显抬高),而在其中一些导联($V_2 \sim V_4$)出现 T 波倒置。

图 11.6 是来自同一例患者的 2 份心电图,该患者到医院就诊时梗死已经演变到进展期。因为他将胸骨后烧灼感归因于"消化不良",所以过了几个小时后才去就医。可以推测,更早的心电图会显示许多胸部导联有较明显的 ST 段抬高。这点是通过心电图上 $V_1 \sim V_5$ 导联的 ST 段中度抬高和 T 波倒置(这些特征一般出现在急性期显著 ST 段抬高之后)推断出来的。4 天后(图 11.6B),部分 ST 段抬高仍然存在,但主要的异常是显著的 Q 波。在这个病例中,T 波不再倒置。

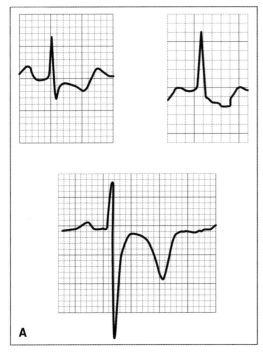

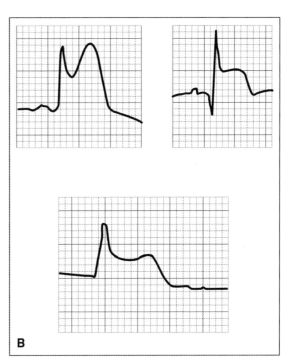

图 11.2　缺血时的 ST 段改变。(A)部分闭塞,ST 压低和 T 波倒置。(B)完全闭塞,ST 段抬高。

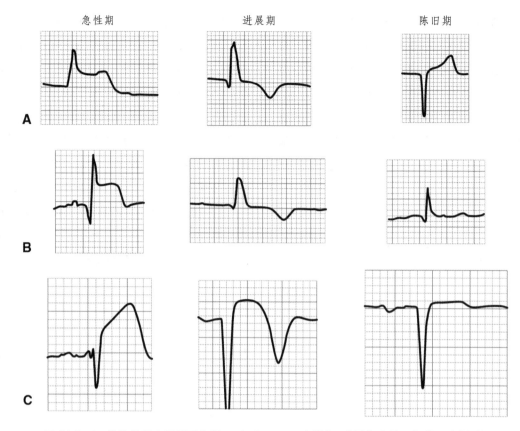

图 11.3   ST 段抬高型心肌梗死分期。(A~C)STEMI 急性期、进展期和陈旧期的 3 个例子。

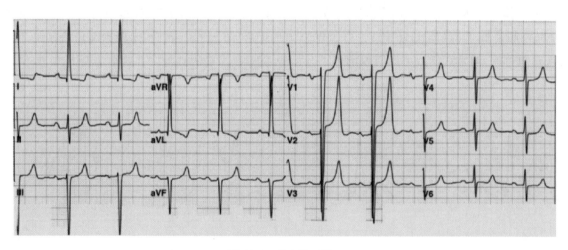

图 11.4   超急性 T 波。

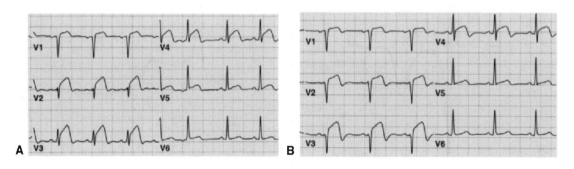

图 11.5   急性心肌梗死患者系列心电图:发作时心电图(A)和一天后心电图(B)。

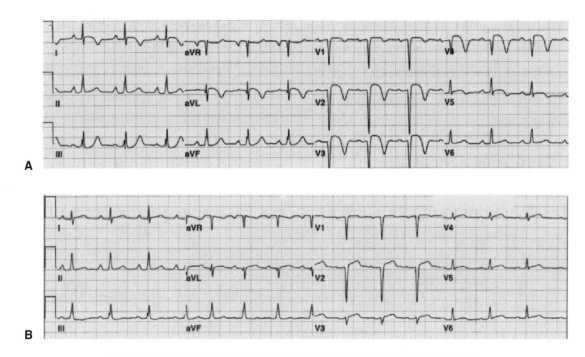

图 11.6　ST 段抬高型心肌梗死的非急性期心电图(A)和 4 天后心电图(B)。

Q 波

梗死期间 Q 波的出现意味着大量心肌的坏死。由于这个坏死区域不再有电活动,它在心电图上的表现几乎是一个电"空洞",而 Q 波代表心脏其他区域的电流,因受损区域缺乏电活动而变得明显。例如,在下壁 STEMI 中,下壁导联(Ⅱ、Ⅲ 和 aVF)可以看到新发 Q 波。这些 Q 波实际上代表了由于下壁活动而不平衡的其他区域的心肌除极。这种电活动似乎是背离下壁,从而产生负向波(Q 波)。Q 波应该至少持续 40ms(0.04s)才能被认为是显著的变化("显著"Q 波也有其他标准,这里采用的是一个简单、常用

的标准)。术语 Q 波型心肌梗死经常被用来描述显著性 Q 波的出现。图 11.7 为同一患者相隔大约 3 个月记录的心电图。图 11.7A 所示急性期 STEMI 的心电图。可见大部分胸导联 ST 段明显抬高。在图 11.7B 中,V₅ 和 V₆ 没有发现明显的证据(虽然 R 波振幅下降和出现了一些非特异性 ST-T 变化),而 V₁~V₄ 则显示出明显的 Q 波,表明是"陈旧的" STEMI。

不确定期梗死

通常,心电图显示的形态是"进展期"和"陈旧期"STEMI 的组合。中度但明显的 ST 段抬高在梗死

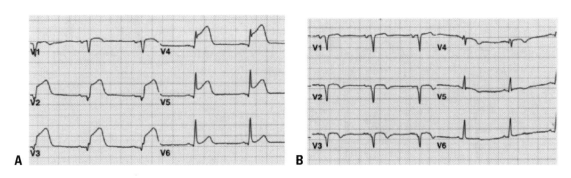

图 11.7　ST 段抬高型心肌梗死的急性期和陈旧期心电图(A)和 3 个月后心电图(B)。

后可持续数月至数年。残留的 ST 段抬高伴随 Q 波的情况常被称为不确定期梗死，因为它是进展期和陈旧期的混合表现，因此不能被明确的归类，从而导致无法确定梗死的相对"时期"。图 11.8(从 V_1~V_3)是一例不确定期梗死。

非 ST 段抬高型心肌梗死

非 ST 段抬高型心肌梗死(NSTEMI)的心电图变化不像 STEMI 那样遵循三阶段过程。在急性 NSTEMI 期间，ST 段明显下移(≥1mm)和(或)T 波倒置。图 11.9 显示与侧壁 (V_4~V_6 导联) 一致的 NSTEMI 心电图变化。急性期过后，尽管通常有梗死区的 R 波高度降低，以及 T 波倒置和 (或)ST 段压低，但仍没有明确的心电图证据。正如坏死一样，梗死组织可导致 STEMI 的 Q 波，NSTEMI 中丧失活性的心肌也可导致 R 波振幅减小。"r 波递增不良"这个术语用来描述胸导联 r 波振幅不能显著增加的情

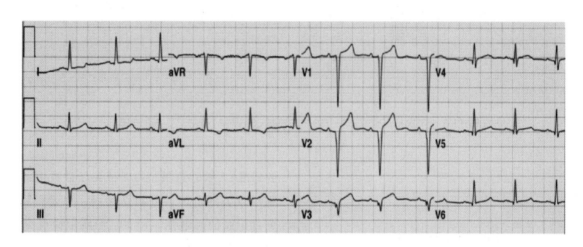

图 11.8　不确定期梗死。

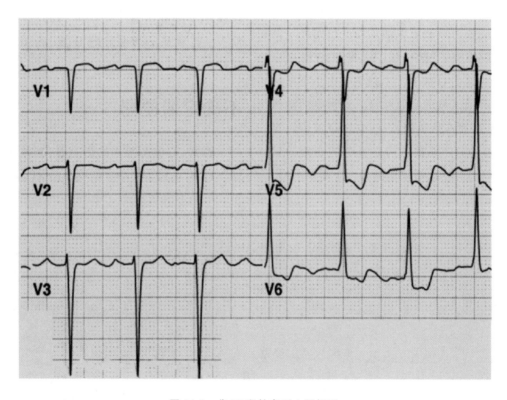

图 11.9　非 ST 段抬高型心肌梗死。

况。这可以由梗死引起,也可以由其他原因引起。

与以前的心电图比较,有助于确定这些特征是否新发的,从而推测出是由 NSTEMI 引起的,还是以前就存在的。图 11.10 是来自同一例患者的 2 份心电图。如图 11.10B 所示的心电图被认为是可疑急性缺血/梗死(可能是 NSTEMI)。图 11.10A 所示心电图发生在 5 年前的 NSTEMI 期间。前一份心电图(图 11.10A)有助于确定图 11.10B 中所示的 ST-T 变化可能预先存在,而不是由急性缺血事件引起的。

如果没有以前的心电图可用,有时即使有,待症状消失后,通过心电图诊断 NSTEMI 也很困难,甚至是不可能的。这与 STEMI 梗死后的 Q 波形成了鲜明对比,STEMI 中 Q 波可持续数年,有时甚至可持续终身,所以在梗死发生很长时间后仍能诊断出之前的 STEMI。

梗死定位

回想一下,不同的导联从不同的"视角",以电的方式"观察"心脏的不同区域。特定的心肌梗死通常只影响心脏的 1~2 个区域;因此,与梗死相关的心电图变化通常局限于几个导联。例如,侧壁 STEMI 导致 V5 和 V6 导联和(或) I 和 aVL 导联 ST 段抬高,而下壁 NSTEMI 导致 II、III 和 aVF 导联 ST 压低和(或) T 波倒置。也可以描述多个区域梗死,例如,ST 段在 V1、V2、V3 和 V4 导联中明显抬高提示前间隔 STEMI(前壁和间隔);另一例患者有 II、III、aVF、V5 和 V6 导联 ST 段压低和 T 波倒置可以诊断为下侧壁 NSTEMI(下壁和侧壁)(表 11.1)。

表 11.1　导联对应的梗死区域

区域	导联
下壁	II、III、aVF
侧壁	I、aVL、V5、V6
间隔	V1、V2
前壁	V3、V4
后壁	V1、V2(镜像)

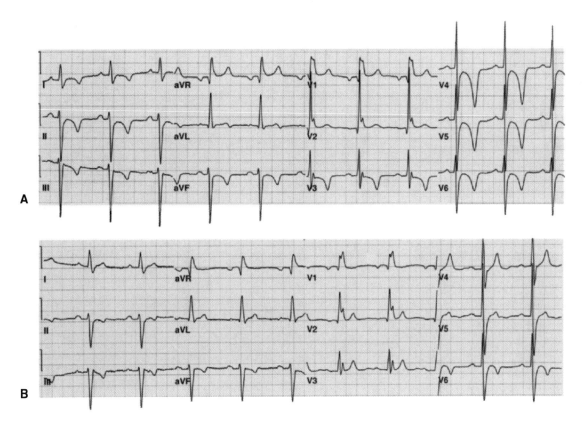

图 11.10　(A)非 ST 段抬高型心肌梗死患者心电图。(B)同一患者,5 年后心电图。

对应性改变/远端缺血

有时在 STEMI(依据定义与 ST 段抬高相关)中,ST 段压低也可见于心脏的不同部位。图 11.11A 显示了一个下壁 STEMI(右心室受累,如图 11.11B 所示),下壁导联典型的 ST 段抬高。注意在同一份心电图中 I 和 aVL 导联的 ST 段压低。人们曾认为,这种远离 ST 段抬高区域的 ST 段压低只是一种 STEMI 的镜像改变。换句话说,同一区域的缺血/梗死(在本例中是下壁)将表现为受影响区域的导联 ST 段抬高和其"对面"导联的 ST 段压低(本例中为侧壁)。这个概念常常受到质疑,现在人们认为发生在 STEMI 期间的 ST 段压低实际上代表了心脏另一个部位的缺血。在这个图形中,图 11.11 中 II、III 和 aVF 导联的 ST 抬高显示下壁 STEMI,I 和 aVL 导联的 ST 段压低代表侧壁缺血(有时被称为"远端"缺血,因为它远离梗死部位)。理论依据是因梗死所致的心脏某一部位心肌功能和心肌灌注的变化会导致另一部位的缺血。

右心室梗死

虽然间隔部导联(V₁ 和 V₂)通常被称为"右"胸导联,但其实和左心室相关。标准的 12 导联心电图对右心室的覆盖范围非常有限。如果怀疑是右心室梗死,可以在胸部右侧放置额外的导联。图 11.11 为标准 12 导联心电图(图 11.11A)和右胸导联心电图(图 11.11B)。右胸导联心电图将常规的 V₂ 变为 V₁R,常规的 V₁ 变为 V₂R,V₃R~V₆R 电极放置于常规解剖部位,但位于胸部右侧而非左侧。应该在心电图上清楚标记导联位置。然后,可以通过标记每个导联(V₁R 等)或者通过简单地标示"右胸导联"来实现。注意,两个心电图的急性下壁 STEMI 在心电图中都很明显(标准导联和右胸导联的肢体导联图形相同),但同时发生的右心室梗死的 ST 段改变仅见于图 11.11B(V₃R~V₆R 的 ST 抬高)。基于常规冠状动脉的解剖分布,右心室梗死常伴有下壁梗死。

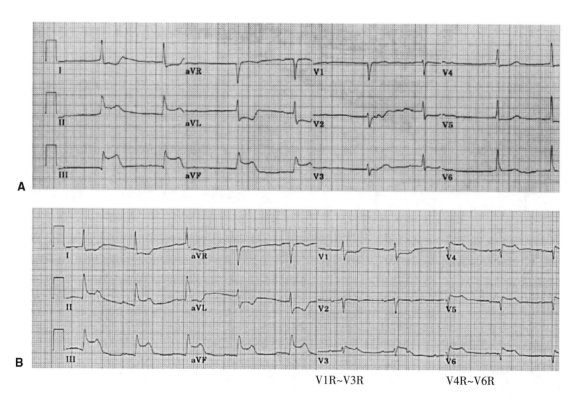

图 11.11　右胸导联。(A)标准导联的位置。(B)右胸导联。

后壁梗死

虽然标准 12 导联心电图没有导联置于后胸,但通过检查 V₁ 和 V₂ 导联可以检测到后壁梗死(由于历史原因,有时被称为真性后壁梗死)。回想一下,这些导联大致位于室间隔的上方。它们正好位于心脏后壁的对面。因此,后壁梗死在 V₁ 和 V₂ 中有镜像表现。图 11.12 是后壁梗死表现在间隔导联上的 2 个例子(图 11.12A 和图 11.12B)。左边的图是心电图在间隔导联中的实际情况,而右边的图是镜像。注意,镜像显示 Q 波和 ST 段抬高与 STEMI 一致。为了便于观察原始心电图的变化,可采用以下几种方法:①查看镜子中的 V₁ 和 V₂(镜子与纸张成 90°角);②翻转心电图,举到灯下,透过纸张观察;③想象波形颠倒过来(R 波想象为 Q 波,ST 压低想象为 ST 抬高等)。如果在 V₁ 和 (或)V₂ 中出现相对较大的 R 波,则应使用其中一种方法探查是否存在后壁梗死。由于这些导联的正常表现是一个小 r 波和一个大 S 波,所以一个与 S 波大小相同或更大的 R 波被认为是相对较大的。因此,在间隔导联中,只有几毫米的 r 波(图 11.12B)也可以认为是"大"的。

梗死和束支传导阻滞

左束支传导阻滞通常导致左胸导联的 T 波倒置和 ST 段压低,右胸导联有 Q 波和 ST 段抬高。而右束支传导阻滞导致右胸导联 ST 压低和 T 波倒置。这种变化通常被称为继发性 ST-T 改变,因为它们是继发于与束支传导阻滞相关的异常除极和复极。这些变化在试图诊断心肌梗死时成为挑战。并存右束支传导阻滞的情况下,心肌缺血/梗死一般仍可导致除 V₁ 和 V₂ 外的其他导联心电图改变,V₁ 和 V₂ 出现的 Q 波仍保留其诊断意义。例如,图 11.13A 显示了间隔导联(V₁ 和 V₂)典型右束支传导阻滞(RBBB)的 rSR'型及继发性 T 波倒置。图 11.13B 为同一心电图的下壁导联(Ⅱ、Ⅲ 和 aVF)。即使存在 RBBB,QS 形态的出现仍代表陈旧性 STEMI(Q 波型梗死)。除了 V₁ 或 V₂ 外,其他导联的 ST 压低或抬高,在 RBBB 存在时也将保留其通常的诊断意义。当梗死累及间隔(与 V₁ 和 V₂ 相关的区域)时,情况稍显复杂。图 11.14 是两例 RBBB 合并间隔梗死患者的心电图。在

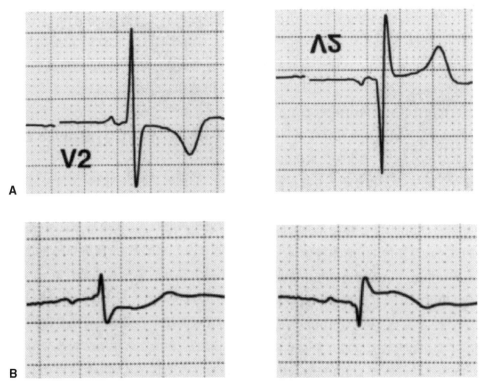

图 11.12 后壁梗死。此图为间隔导联图形(左)和镜像(右)。(A)和(B)是 2 个例子。

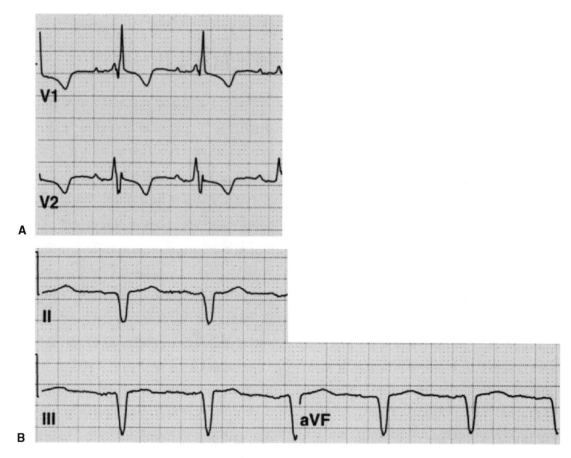

图 11.13　陈旧性下壁心肌梗死合并右束支传导阻滞。(A)右束支传导阻滞。(B)下壁心肌梗死。

图 11.14A 中，STEMI 的 ST 段抬高更为明显，特别是在 V₂ 中。在图 11.14B(来自不同的患者)中，ST 段的抬高相对轻微，但依然明显。请注意，在这 2 个例子中，T 波都是直立的，而非倒置的。这似乎看起来是正常的，但实际上是由梗死引起的。请记住，存在RBBB(继发性 ST-T 改变)时，间隔导联中的 T 波应该倒置，这里看到的直立 T 波实际上是异常的，代表了由间隔梗死引起的原发性 ST-T 改变。本质上，存在束支传导阻滞时，这些导联中的直立 T 波在许多方面等同于没有束支传导阻滞时的 T 波倒置。

　　左束支传导阻滞(LBBB)也会使梗死的诊断复杂化。一个新的或可能是新的 LBBB 本身就极大地提高了对梗死的怀疑指数。这是因为梗死常常损害传导系统并导致 LBBB。对于原来就存在的 LBBB，应当伴随着继发性 ST-T 变化，因此与 RBBB 的情况相似，原发性 ST-T 变化会导致直立或几乎直立的 T波。注意图 11.15 中虽然应该有 LBBB 所致的继发性改变，但侧壁导联中的 T 波并没有倒置。这是因为

出现了侧壁梗死。梗死使 T 波直立起来。图中 2 个例子都出现了这些变化，尽管图 11.15A 的改变更为轻微。右胸导联的 Q 波和 ST 段抬高并存是 LBBB 另一个复杂因素。在有 LBBB 的情况下，诊断间隔梗死非常困难或不可能。

非缺血/梗死引起的 ST-T 改变

　　之前已经讨论过继发于束支传导阻滞的 ST-T 改变。上文也已经讨论了存在传导阻滞时与缺血或梗死相关的改变。肥厚形态也与 ST-T 改变有关。例如，在左心室肥厚时，侧胸导联和(或) Ⅰ 导联及 aVL 导联中看到的高 R 波可能伴有 ST 段压低和 T 波倒置，形成所谓的劳损图形改变。由于 ST 压低和 T 波倒置可能继发于肥厚或可能是由缺血(原发性改变)引起的，因此在表现为劳损改变的导联中准确诊断缺血性改变是极具挑战性或根本不可能的。在未表现出与肥厚相关的高 R 波的导联中，ST 段压低和 T

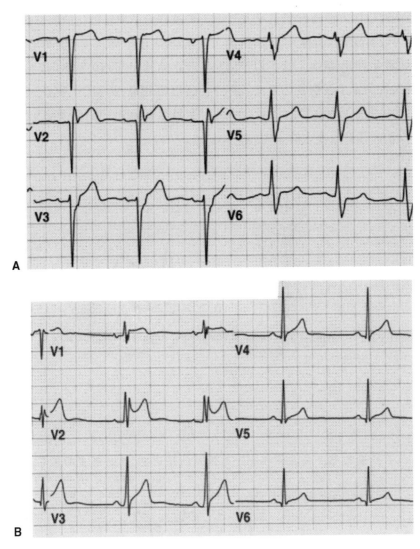

图 11.14 间隔梗死伴右束支传导阻滞。(A)注意间隔导联中轻度 ST 段抬高。(B)更加明显的间隔 ST 段抬高。

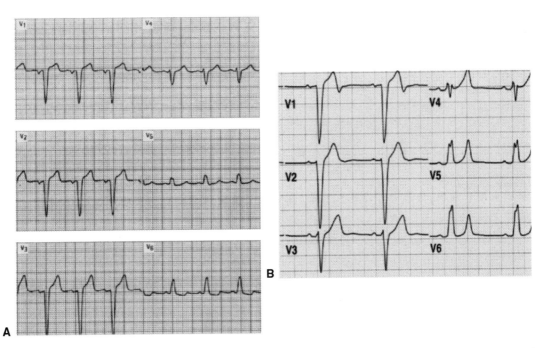

图 11.15 左束支传导阻滞的原发性 ST-T 变化。(A)左胸导联中轻度直立 T 波。(B)在 V_5 和 V_6 中出现了振幅更高的直立 T 波。

波倒置在缺血和(或)NSTEMI 方面通常仍具有其诊断意义。在先前表现为劳损改变的导联中,T 波由倒置恢复到直立(假性正常化)提示缺血。这类似于前述与束支传导阻滞相关的倒置 T 波恢复为直立。存在肥厚时,ST 段抬高通常仍有诊断意义。

并非所有的 ST 段抬高都是病理性的。例如,一种被称为早期复极化的明显良性的正常变异类型会导致 ST 段抬高。一个简单但实用的观察结果是:与冠状动脉闭塞相关的 ST 段抬高往往有一个有相对凸出的外观,类似于"皱眉"(图 11.16A),而正常的变异类型倾向于微凹,类似于"微笑"(图 11.16B)。

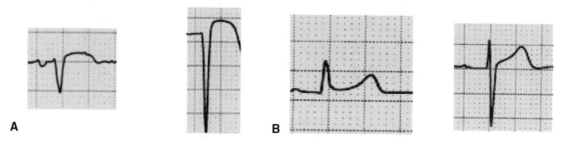

图 11.16 缺血性和良性 ST 段抬高。(A)缺血性(凸型)。看起来像是一个"皱眉"的表情。(B)正常变异型(凹形)。看起来像是一个"微笑"的表情。

临床图例回顾

一例等待负荷试验检查的患者主诉胸部有一股强烈的压迫感,此时患者面色苍白,大汗淋漓。

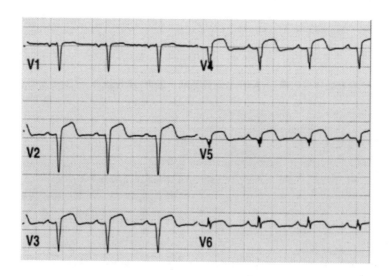

根据心电图和症状,该患者可能是 STEMI。在咨询了负荷实验室的心脏病专家后,用轮椅将患者送往急诊科。

测试

1.描述以下心电图中缺血/梗死的证据。

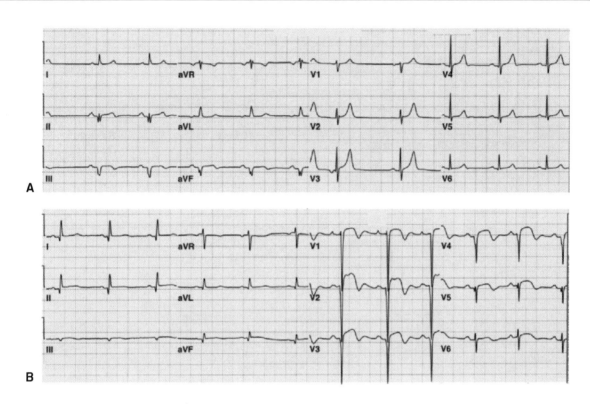

解析练习

1.P 波？QRS 波群及 T 波？电轴？心率？节律？

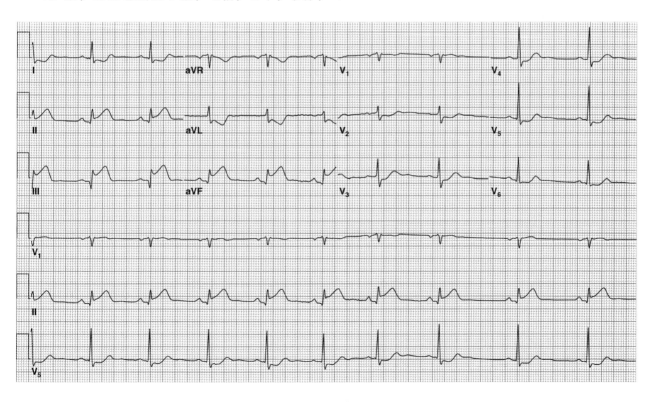

答案: P波正常;多导联ST抬高或压低,Ⅱ、Ⅲ和aVF导联显示ST抬高,符合急性下壁STEMI,其他几个导联显示ST压低,可能是"远端缺血"或前壁及侧壁NSTEMI;电轴,正常+60°;心率正常;节律规则。解析:正常窦性节律,急性下壁STEMI,前侧壁心肌缺血。

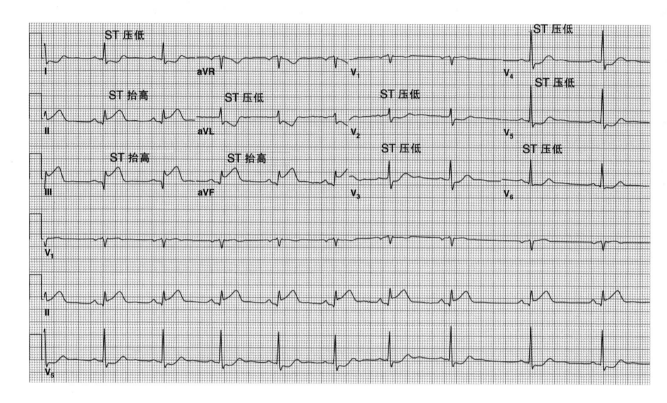

2.P波? QRS波群及T波? 电轴? 心率? 节律?

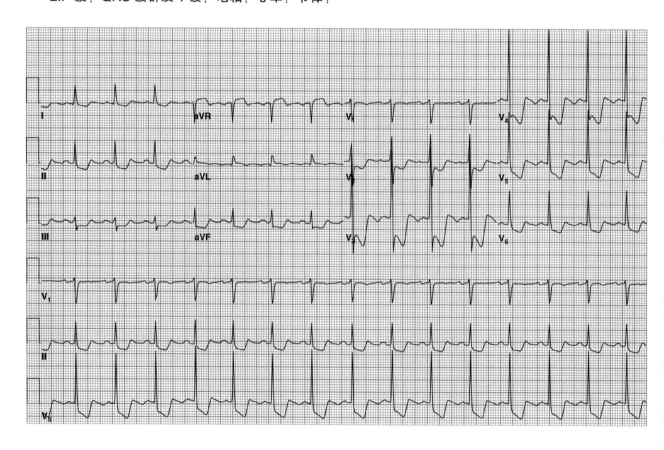

答案:P 波正常;多个导联的 ST 段压低;QTc>440ms;电轴,正常+30°;心率正常;节律规则。解析:正常窦性节律;下壁和前侧壁心肌缺血;QT 间期延长。注释:QT 大于 RR 间期的 1/2 表明 QT 延长,因此使用 Bazett 公式计算 QTc>440ms;ST 段压低提示缺血/心内膜下损伤,本质上是非 ST 段抬高型心肌梗死(NSTEMI)。

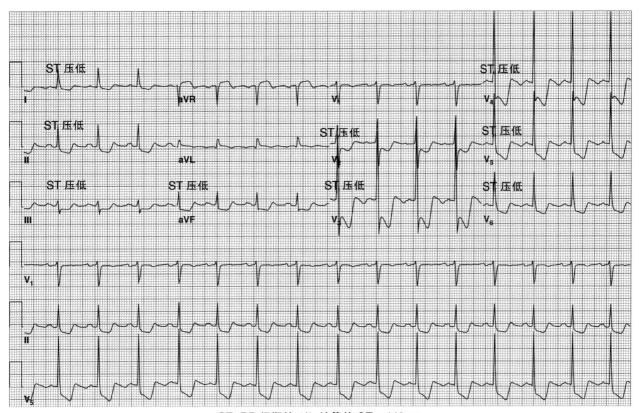

QT>RR 间期的 1/2;计算的 QTc>440ms

(向黎明 译)

第 **12** 章

其他情况

人工伪差

患者运动、皮肤处理不正确,使用存储不当或已过期的心电图电极片等是导致心电图伪差的一些常见原因。患者运动导致的伪差尤为常见。现代的心电图机常常通过"滤波"来减少各种机制形成的伪差,但有时仍然会有难以追踪或难以解释的伪差出现。

伪差对心电图各导联的影响往往是不均匀的。图 12.1A 显示了由于电极片存储不当,使得导电凝胶干燥而造成的基线不稳。有问题的电极片是放置在左下肢的,因此在 II 和 III 导联中出现伪差。而其他导联(未显示)未受影响,因为左下肢电极不参与它们的生成(导联 I,V₁ 等)。回忆一下,哪个导联的电极与其有关,这非常有意义,正如本例所示,只是替换了左下肢的电极而不是重新准备并替换所有的电极,问题就得到了解决。

图 12.1B 显示一例患者 V₁ 和 II 导联同步的心电图。II 导联的节律看起来像是室性心动过速。这个心电图片段是一例肥胖患者行走时所记录的。所有电极都按改良(Mason-Likar)导联体系要求放置在躯干相应部位,伪差是由患者行走时皮下脂肪发生移动所致。通过比较这 2 个导联不难发现,在 II 导联中,大多数看似为宽 QRS 波群的图形实际上不是真正的 QRS 波群。同时观察多个导联通常有助于确定真正的节律。

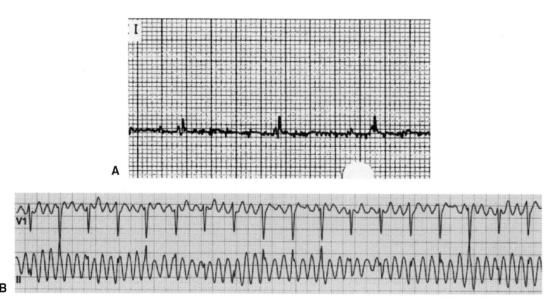

图 12.1　(A)干燥电极产生的伪差。(B)II 导联形似室性心动过速的伪差。

洋地黄效应

过量的洋地黄(洋地黄中毒)可引起各种心律失常和各种类型的心脏传导阻滞，但即使是正常的治疗剂量也通常会导致 ST 段典型的"U 型"(如图所示，一个相当浅的"U")压低(图 12.2)，这被称为洋地黄效应。洋地黄效应的出现并不意味着药物的过量，而是服用这种药物的一个常见现象。这使得心电图的解释变得复杂，因为由洋地黄引起的 ST 段压低可能很难或不可能与缺血引起的 ST 段改变区分开来。

心包炎

心包炎是指心包的炎症，可导致 ST 段抬高，最初表现可能与 ST 段抬高型心肌梗死(STEMI)相似。然而，心包炎导致的 ST 段抬高与急性心肌梗死有几点不同。

心包炎与 ST 段抬高型心肌梗死

1. 心包包裹心脏，因此心包炎通常会导致除 aVR 以外的所有导联 ST 段抬高；而梗死引起的 ST 抬高，在 2 个或 2 个以上部位的导联中发生是少见的。

2. 与 STEMI 相关的 ST 段抬高变化迅速("动态演变")，通常还伴随着 Q 波形成。由心包炎引起的 ST 段抬高更为持久。心包炎的心电图演变要慢得多，且涉及到 T 波形态的改变，但不会出现 Q 波。

3. 心包炎的 T 波形态不像 STEMI 一样高尖。

4. 心包炎时许多导联的 PR 段都低于基线水平；这种现象不会在 STEMI 中出现。

5. STEMI 时除了有 ST 段抬高外，一些镜像导联出现 ST 段压低也是常见的。心包炎时，除 aVR 外，所有导联均表现为 ST 段抬高。

图 12.3 是一例心包炎患者的心电图。可以看到，几乎所有导联的 ST 段都显著抬高(Ⅲ 和 aVR 除外)，并且一些导联的 PR 段轻度压低(以 TP 段作为基线)。这些 ST 段的变化持续了数天，并没有发生典型的 STEMI 进展变化。

早期复极化

ST 段抬高并不都是提示心肌梗死或心包炎。许多健康的个体也会表现出显著的 (>1mm)ST 段抬高，这是一种正常的变异，通常认为是由心室异常快

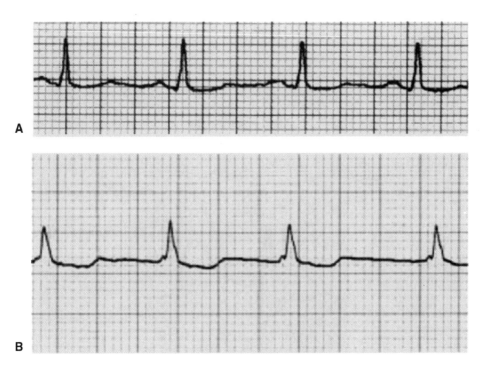

图 12.2　洋地黄效应。(A)和(B)是洋地黄效应的 2 个例子。

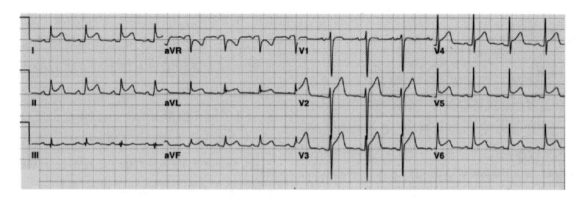

图 12.3　心包炎。

速的复极化所致。早期复极化的一个特征是在一个
或多个导联上 J 点(QRS 波群结束,ST 段开始)出现
短暂的、向上的偏转。虽然很细微,但在图 12.4 中圈
出的地方可以看到,V_3 导联 ST 段起始处向上的偏
转清晰可见,下壁导联及 V_5 和 V_6 导联也很明显。虽
然这些改变通常也是多导联同时出现,但并不会像
心包炎那样在广泛导联可见。早期复极化的 ST 抬高
也不会像 STEMI 那样随时间变化。

低电压

在某些情况下,心脏的电活动低于正常水平。在

其他情况下,心脏的电活动在正常范围内,但是由于
电阻的影响,用表面电极记录的标准心电图的电压
低于正常值。QRS 波群低电压的原因包括甲状腺功
能减退、大量心包积液、大面积心肌梗死导致大量心
肌细胞死亡、皮下脂肪量增加,胸腔内空气量增加
(如肺气肿)。临床上对低电压的定义有很多。其中一
个定义是每个肢体导联的 QRS 总振幅 ≤5mm
(0.5mV)。在图 12.5 中,没有任何肢体导联(Ⅰ、Ⅱ、
Ⅲ、aVR、aVL、aVF)的 QRS 振幅(包括正、负波形)达
到 5mm(0.5mV)或更高。另一个标准是没有任何胸
前导联 QRS 总振幅(R+S)>15mm(1.5mV)。作者认
为应该同时满足这 2 个标准（即每个肢体导联的

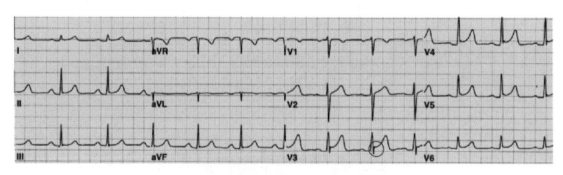

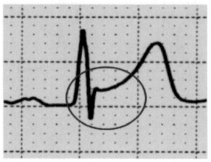

图 12.4　早期复极化。注意 J 点处的小"切迹"(红圈所示)。

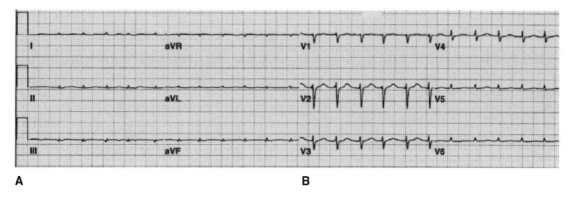

图 12.5　低电压。(A)肢体导联均无 QRS>5mm。(B)胸导联均无 QRS>15mm。

QRS 总振幅≤5mm,每个胸前导联的 QRS 总振幅≤15mm)。由于这些心电图表现可能由不同原因引起,不能仅根据心电图做出特定的诊断, 这种心电现象可以简单地描述为 QRS 波群低电压。

低钙和高钙血症

　　低钙或高钙血症通常会有特定的心电图表现。高钙血症使 QT 间期缩短,低钙血症则会延长 QT 间期(图 12.6)。对于短 QT 间期而言,很难提供普遍适用的临界值;然而,当 ST 段基本不存在时(T 波的开始就在 QRS 波群之后),有理由怀疑 QT 间期较短,高钙血症是可能的原因。QT 间期延长可通过常用的方法来确定, 低钙血症只是导致 QT 间期延长的可能原因之一。

高钾血症

　　高钾血症,即血浆钾含量升高,随着血钾水平的升高程度的不同,会引起心电图上的各种变化。可以说,最重要的变化就是高尖 T 波的出现(图 12.7),因为这是最初的表现。随着血清钾水平持续升高,T 波

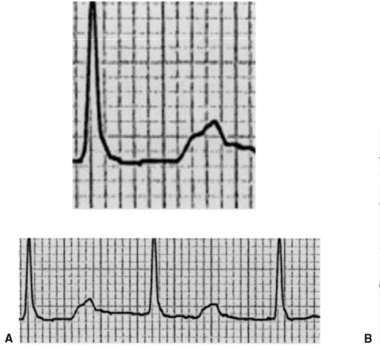

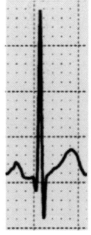

图 12.6　(A)低钙血症(长 QT 间期)。(B)高钙血症(短 QT 间期)。

依然高尖,通常室性自主节律会随之发生(见图 12.7)。在这个阶段及以后,患者因为病得太重,不会出现在心电图运动负荷实验室或心脏康复机构。

低体温

在一些人群中,严重的低温会导致特征性的心电图改变。图 12.8 是同一患者在低体温和成功恢复体温后的心电图。可以看到在低温状态下出现 J 点抬高且 T 波紧随其后。这些 ST-T 的改变被称为 Osbourne 波。随着核心体温恢复到正常水平,Osbourne 波也会消失。并不是所有的低体温患者都会出现 Osbourne 波。低体温也常常出现窦性心动过缓和心房颤动。

非特异性 ST-T 异常(改变)

如前所述,特定的 T 波形态与特定的异常相关。例如,与高 R 波同时发生的非对称性 T 波深倒置提示了心室肥厚,象征着劳损模式(或更确切地说,复极化异常)。许多患者表现出与正常不同的细微的 T 波和(或)ST 段异常("改变"),但不足以诊断任何特定疾病。例如,ST 段可能会轻度抬高或压低,但不足

以达到特定的诊断标准(通常为 1mm)。同样的,当 T 波低平,不存在或有浅倒置时也可能是异常的。这些情况都不符合任何特定的诊断标准,但每一种情况都与正常标准存在差异。总之,这些情况被称为非特异性 ST-T 异常或非特异性 ST-T 改变。

在图 12.9 中,T 波在某些特定导联中非常低(II 、III 、aVF)或几乎不存在(V$_4$~V$_6$),并且一些导联 ST 段轻度抬高(V$_1$ 和 V$_2$)或压低(V$_4$ 和 V$_5$)。这些都属于非特异性异常。

预激

预激的特征是在心房除极开始和心室除极开始之间存在异常短的传导时间。在某些类型的预激中,如 LGL 综合征,唯一的心电图表现就是 PR 间期<120ms(0.12s)。从标准的 12 导联心电图中不可能判断缩短的 PR 间期是 LGL 的结果还是正常的变异,所以在解读这样的心电图时,简单的提示短 PR 间期更为合适。

Wolff-Parkinson-White 综合征

房室间的正常连接除了房室结/希氏束外,有些

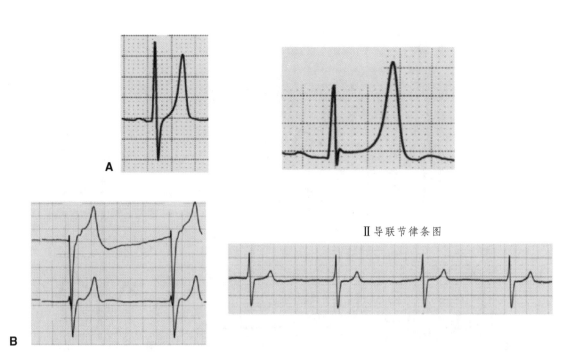

Ⅱ导联节律条图

图 12.7 (A)早期高钾血症。(B)进展中的高钾血症。

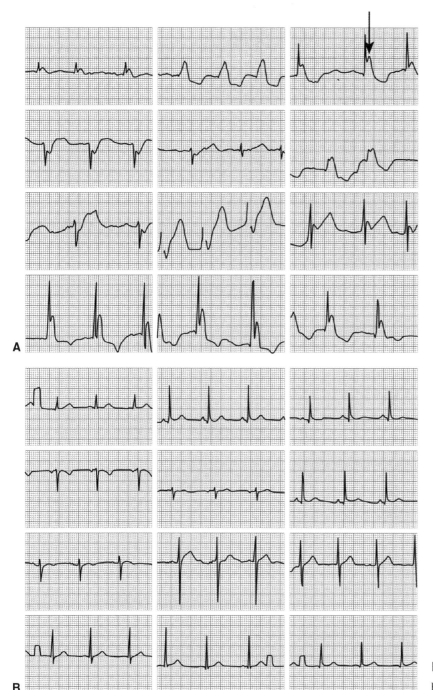

图 12.8　Osbourne 波。(A) 低体温。Os-bourne 波(箭头所示)。(B)恢复正常体温。

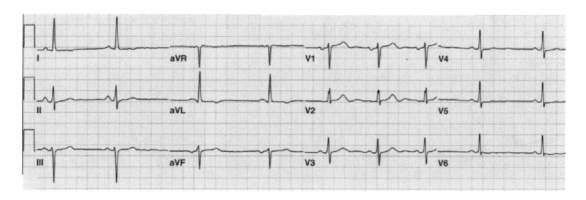

图 12.9　非特异性 ST–T 异常。

患者还存在一个额外的房室"通路",称为旁道。当旁道有规律地传导时,在心电图上是可以发现的,它也可能是一直处于不应期的隐匿性旁道。隐匿性旁道心电图可以显示正常。

图 12.10 显示了 Wolff–Parkinson–White(WPW)综合征的 3 个特征(三联征)。当 WPW 的旁道被激活时,除极将通过两条路径从心房传到心室:正常的房室结/希氏束和旁道(也称为 Kent 束)。旁道不具备房室结固有的"延迟"传导,所以除极会快速从心房传到心室。虽然旁道具有更快的房室传导,但正常房室结/希氏束的除极也在同步进行。通过旁道更早到达心室的快速除极和正常的(稍慢一点的)除极在心室除极开始时融合在一起。通过旁道使心室提前发生的除极导致 PR 间期缩短;早期(经旁道)和正常(经房室结)除极合并以一种独特的方式增宽了 QRS 波群的起始,导致 QRS 宽大,起始像希腊字母 Δ(Δ 波)。图 12.11 是 2 个 WPW 综合征患者的 12 导联心电图。在每份心电图中都可以发现前面提到的"三联征",包括短 PR 间期、宽 QRS 波群和 Δ 波,然而,这些变化并不会出现在所有导联中。

这些旁道之所以引起学术界的关注,是因为它们可以诱发折返型心动过速。图 12.12 是同一例患者的 2 份心电图。在图 12.12A 中可以看到经典的 WPW 三联征。图 12.12B 显示了由旁道导致的心动过速。WPW 综合征的心电图特征也使常规的梗死和缺血的诊断标准无效。

内脏反位

偶尔也会遇到类似于图 12.13 所示的心电图。P 波在 II 导联中为负向,在 aVR 导联中为正向,电轴偏离正常(实际上与正常标准相反),r 波在左侧导联中极小(I、aVL、V$_5$、V$_6$)。在许多方面,这种心电图显示的结果与预期的相反。应该检查导联是否连接正确或通过其他方式(电压符合 I+III=II 等)确定这些图形特征不是由技术错误造成的。在这个例子中,造成这种"反向"心电图的原因不是技术错误,而是内脏的位置和方向的反转,称为内脏反位。心脏和其他主要器官相对于正常状态位置是相反的,因此,心脏的电活动在很大程度上与正常情况相反。反接上肢和下肢电极的位置(RA 放置在 LA 等),并将胸前电极放置在胸部右侧,可以恰当地记录这些患者的心电图。

儿童心电图

本书是关于成人心电图的解读。儿童患者的正常和异常心电图模式与成人有很大的不同。图 12.14 中所示的正常儿童(新生儿)心电图的检查就能证实这一概念。例如,心率快,右胸导联中相对较高的 R 波,以及窄的(即持续时间短)QRS 波群。对儿童心电图的解读超出了这本书的研究范围。

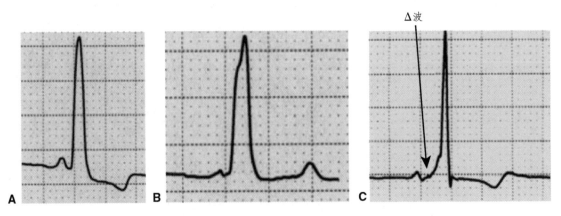

图 12.10　WPW 三联征。(A)短 PR 间期。(B)宽 QRS 波群。(C)Δ 波。

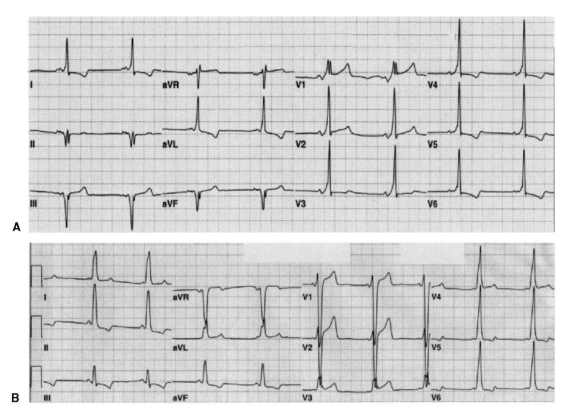

图 12.11 WPW 综合征。(A)和(B)是 WPW 综合征的 2 个例子。

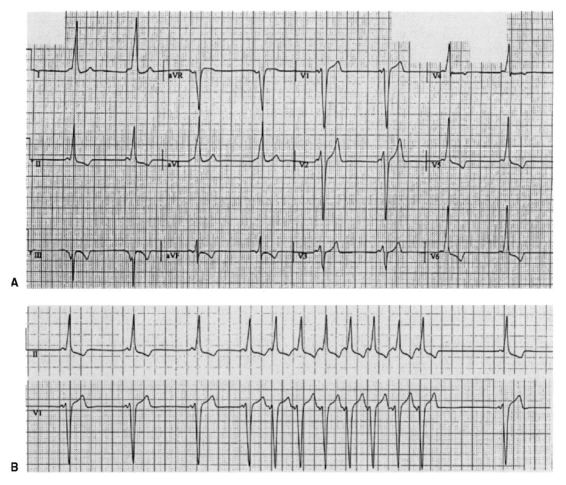

图 12.12 (A)窦性节律。(B)由 WPW 综合征导致的室上性心动过速。

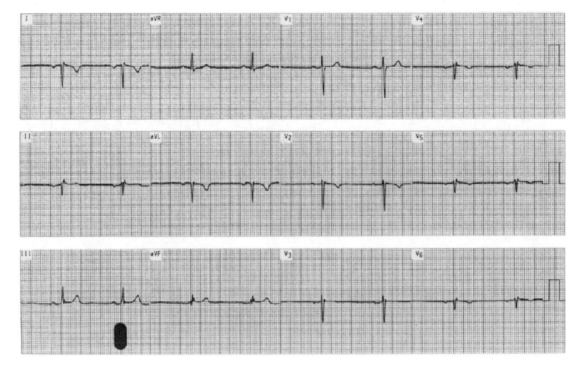

图 12.13 内脏反位。

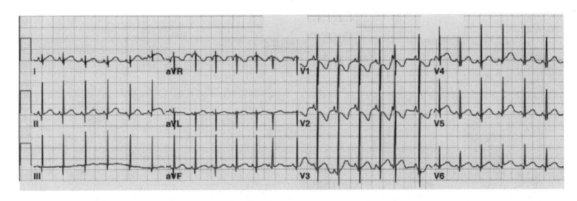

图 12.14 儿童心电图。

肺型

右心负荷急性加重可导致独特的心电图特征，可称为肺型，肺源性心脏病或右心负荷过重（图 12.15）。该形态的特征是 I 导联中 S 波和 III 导联中的 Q 波及 T 波加深（通常是浅的）。这种组合通常被简写为"S1-Q3-T3"。各种肺部疾病，包括肺栓塞，可导致 S1-Q3-T3。

Prinzmetal 心绞痛（血管痉挛或变异型心绞痛）

如第 11 章所述，冠状动脉完全闭塞与 ST 段抬高有关。发生 STEMI 时，动脉闭塞通常是由血栓引起的，除非通过溶栓治疗或血管成形术等干预措施来缓解缺血，否则 ST 段抬高将持续存在，并最终会经历如前所述的演变过程。相比之下，Prinzmetal 心绞痛即血管痉挛性心绞痛或变异型心绞痛则是因为冠状动脉周围平滑肌收缩引起的短暂性 ST 段升高。随着平滑肌松弛（图 12.16），血供恢复，所以 ST 段抬

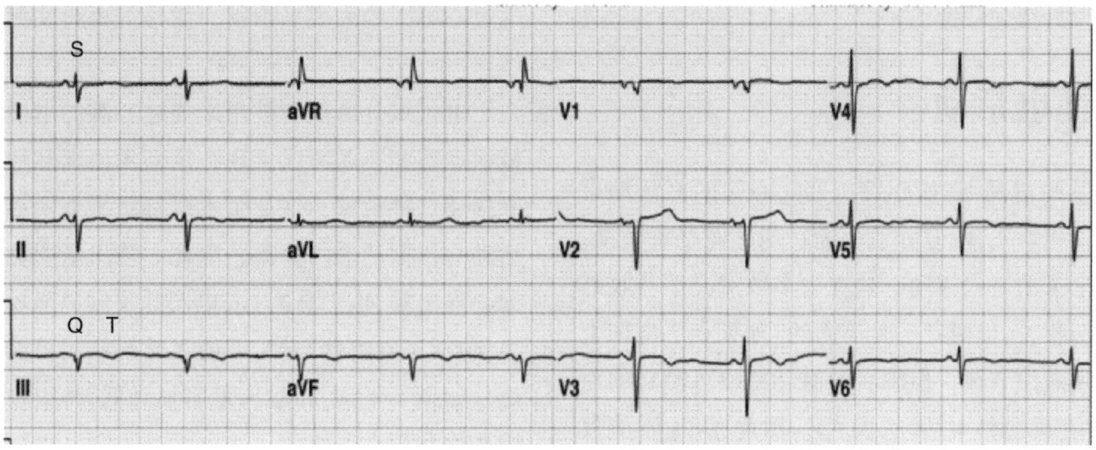

图 12.15　S1-Q3-T3(肺型)。

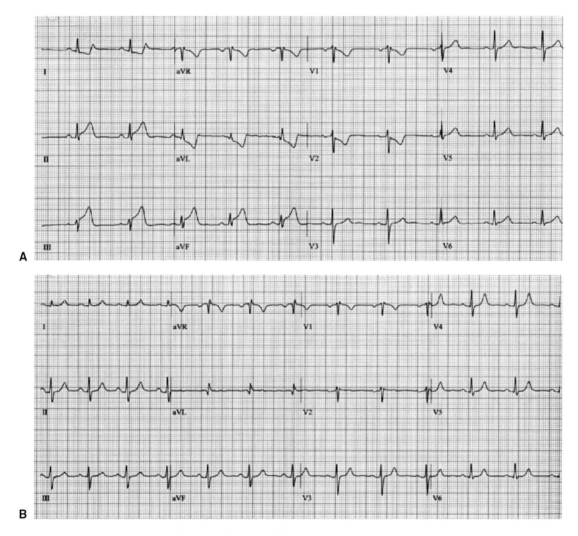

图 12.16　变异型心绞痛。(A)第一次心电图。(B)4 分钟后心电图。

高通常只持续几分钟。

无脉性电活动

在某些情况下(如心脏压塞),心脏的电活动可能正常或相对正常,但心肌收缩功能已经严重受损。心电图记录的是电活动,这在大多数情况下与收缩活动密切相关,但两者不是等同的。如果在心电图上可以看到灌注节律,但患者没有脉搏或可测量的血压,则存在无脉性电活动(PEA)。因此,PEA 不能仅通过心电图的表现来识别,而是需要与临床观察相结合。

电机械分离以前被用来描述心脏的电活动与机械活动不相符的情况。现在用新术语无脉性电活动来描述这种现象,这 2 个术语都用来表示心脏的电活动与机械活动的分离,因此心输出量明显降低或无心输出量,也无脉搏。心电图几乎可以显示任何节律,包括正常窦性心律,即使无脉搏或无可测量的血压。如果不干预,心输出量明显降低,将很快导致病情恶化和死亡。

测试

本章描述的一些情况导致的心电图变化与前面章节中描述的一些异常心电图变化相似。比较下列每一组心电图的图形特征。

1.心包炎与 STEMI。

_____

2.早期复极化与 STEMI。

_____

3.WPW 与传导障碍。

_____

解析练习

1.P 波? QRS 波群及 T 波? 电轴? 心率? 节律?

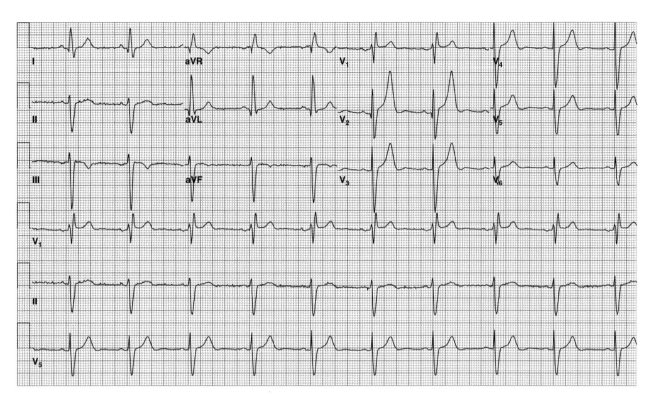

答案:P 波正常,在 V₅ 导联中最清楚;具有 RBBB 形态的宽 QRS,V₁~V₄ 导联 ST 段抬高,V₂ 和 V₃ 导联 T 波高尖;电轴,左偏-60°;心率正常;节律规则。解析:窦性心律;右束支传导阻滞;左前分支传导阻滞,前间壁 STEMI。注释:伪差使 Ⅱ 导联 P 波的形态难以识别,对于右束支传导阻滞来说,前间壁导联的 T 波应倒置,ST 段应该压低,这些导联的 T 波直立和 ST 段抬高提示心肌梗死。

右束支传导阻滞时,V₁、V₂ 导联的 T 波应倒置

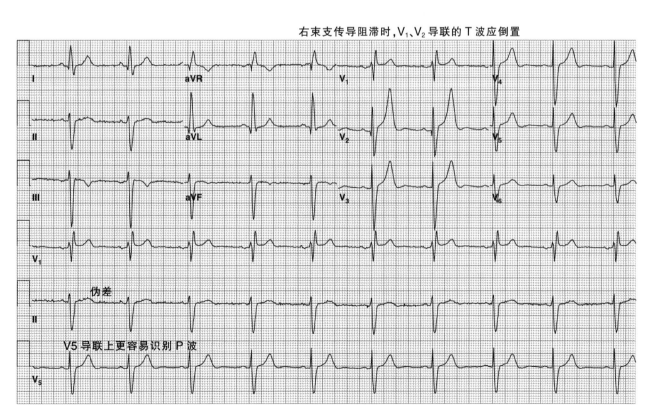

2.P 波？QRS 波群及 T 波？电轴？心率？节律？

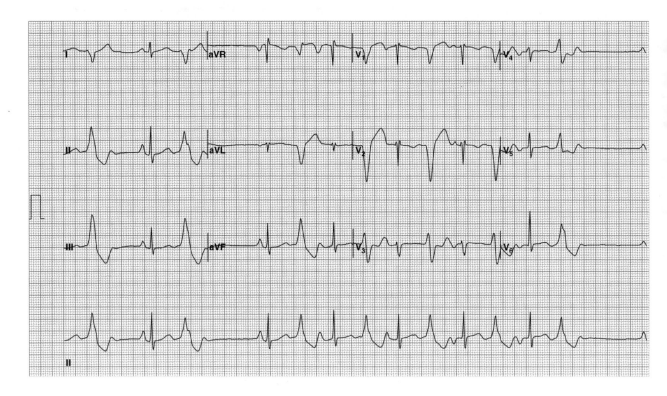

答案:P 波高尖，有时消失；跟随 P 波的 QRS 波群较窄，没有 P 波的 QRS 波群宽且畸形,V₁ 和 V₂ 中的 QRS 为 rSr'型,前侧壁中有持续的 S 波,但 QRS 并不宽；电轴,正常+90°；心率正常；节律不规则,一些提前出现的波是宽的,畸形的波群之后是代偿。解析:窦性心律,频发室性期前收缩有时呈二联律;右心房异常。注释:一些室性期前收缩之后是典型的代偿,另一些是间插性的(后面没有代偿);虽然存在 RBBB 图形,但 QRS 不宽,所以认为是一个正常的变形,而不是束支传导阻滞。节律条图中的后半段显示出一些室性期前收缩有隐匿性逆行传导的迹象,其导致了 PR 间期延长。

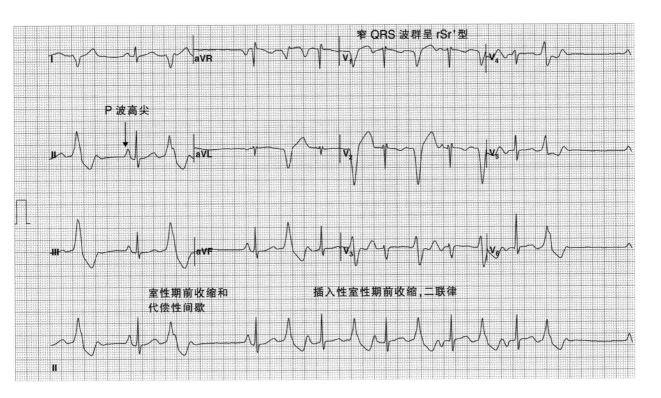

（胡谭越子　译）

第13章

心电图的系统解析与回顾

本章主要对已经介绍的内容进行回顾，并提供系统评价心电图的框架。为了正确解析心电图，必须评估各种参数（PR 间期、QRS 时限、P 波与 QRS 波群的关系等）。前几章中的解析练习使用了一个逻辑系统，即从 P 波开始，向右进行检查。表 13.1 总结了这些步骤。

T 波

在前几章中，出现了各种类型的 T 波，并在图 13.1 中进行了总结。非常小的（直立或倒置）或几乎不存在的 T 波属于"非特异性 T 波改变"类型。深的、对称的、倒置的 T 波代表缺血或与肥厚相关的复极化异常（"劳损"）。只有当它们出现在 R 波符合心室肥厚的电压标准的导联中，才被认为是劳损的指征。由于缺血也常常发生在肥厚的心脏中，因此在这种情况下仍不能排除缺血。

随着 ST 段抬高型心肌梗死（STEMI）的进展，可以出现深或浅的 T 波倒置。ST 段可能仍然抬高（尽管没有急性期那么显著）或已经恢复到基线水平。

T 波高尖可以发生在高钾血症的早期或 STEMI 的超急性期。

表 13.1　心电图系统分析

心率	心率是多少？在许多情况下，最初只要简单判断它是缓慢、快速还是正常就足够了。节律规则吗？（节律）
P 波	它们在 Ⅱ 导联是直立的吗？（节律）
	在 Ⅱ 导联是否异常增高或增宽？（肥厚）
	在 V_1 导联中 P 波的负向部分是 1mm 宽和 1mm 深？（肥厚）
	PR 间期是否正常且一致？（节律、房室传导阻滞）
	每个 P 波后都紧随一个 QRS 波群吗？（节律、房室传导阻滞）
QRS 波群	QT 间期正常吗？（长 QT 综合征、药物影响、电解质紊乱）
	是否存在异常 Q 波？（梗死、传导障碍）
	任意肢体导联 QRS 波群时限增宽吗？（节律、传导障碍）
	电轴？（很多情况下，不需要确定具体多少度）（电轴、传导障碍）
	是否满足 LVH 的任一标准？（肥厚）
	在 V_1 中，R 波的高度≥S 波的深度吗？（肥厚、梗死、低电压）
ST 段和 T 波	ST 段是抬高还是压低？（缺血/梗死、传导障碍、肥厚）
	T 波的形态和方向是否正常？（缺血/梗死、传导障碍、肥厚、电解质紊乱）

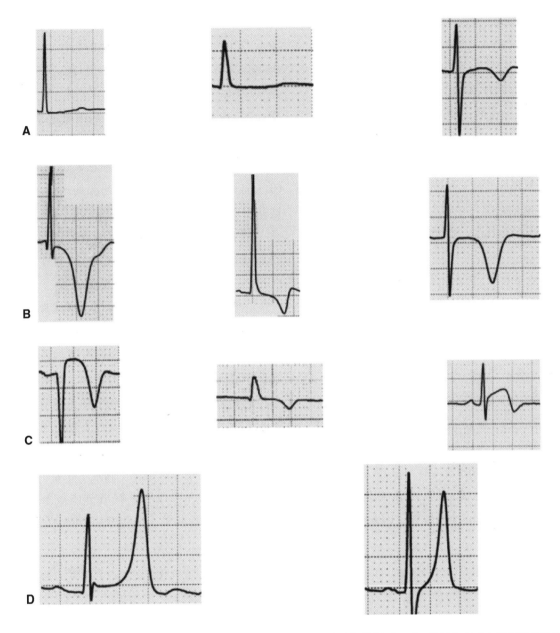

图 13.1　T波。(A)非特异性。(B)缺血或"劳损"(肥厚)。(C)进展期的梗死。(D)高钾血症或心肌梗死超急性期。

心电图的系统解析:P-QRS-T方法

遵循表 13.1 中显示的所有步骤是很重要的,但是对于特定的问题,暂时的偏离上述步骤顺序常常是很有用的。例如,在 Ⅱ 导联中发现 P 波负向应该会先寻找原因(技术问题、节律紊乱等)。一旦找到原因,回到 P 波那一步,并从那里继续。这个系统的一个优点是不必记住一大堆需要回答的问题。系统地从 P 波分析到 T 波时,所有相关的问题(节律、肥厚、缺血/梗死等)都将得到解决。

使用上述方法(或其他综合性和系统性的方法)来解析下面的心电图。这些心电图大多是复杂的,对普通医生来说是个挑战。为了尽可能多地回顾和复习心电图,并灌输对系统分析心电图方法的认识,特意挑选了复杂的图形。大多数心电图并不像这些例子那么复杂;在大多数的临床实践中,常常遇到没有异常的心电图,可以简单地描述为正常的窦性心律,正常的 QRS 波群,正常的 ST 段和 T 波。

如果对这些异常心电图无法做出明确诊断,请不要气馁。特别是第一次开始时，主要技能之一是认识到哪些不正常，并寻求适当的指导。例如，当你在运动负荷实验室工作时，发现患者静息心电图不正常，但不确定问题是什么，那么在继续检查之前通常应寻求指导。当你在专业领域遇到各种异常情况并与同事进行积极讨论时，你的心电图知识水平将会提升。

图 13.2 为窦性心律，完全性心脏传导阻滞伴室性逸搏心律，电轴左偏。

心率：心房率 91bpm，节律整齐，心室率 26bpm，节律整齐。

P 波：P 波呈直立，形态正常。许多 P 波之后并没有出现 QRS 波群，QRS 波群与 P 波间具有不同的 PR 间期（PP 间期是一致的）。心房率和心室率是规则的，但彼此之间似乎没有关系；心房率比心室率快。节律是完全性（三度）房室传导阻滞。

QRS–T 波：QRS 波群形态宽且畸形，具有左束支传导阻滞形态（V_1 为 QS 型，V_6 呈宽 R 型）。考虑到节律是完全性心脏传导阻滞，更倾向于这是室性逸搏心律。如果每个 QRS 前均有与之相关的 P 波，那么相同形态的 QRS 将提示左束支传导阻滞。由于 QRS 的出现可以用室性心律来解释，因此这并不是

传导障碍，一些临床医生会增加"具有左束支传导阻滞形态"的描述来推断心室节律的起源。右胸导联的 QS 波或小 r 波及 ST 段的抬高可以用心室节律传导异常（类似于左束支传导阻滞）来解释；Ⅲ 和 aVF 导联中的 QS 波不是由于陈旧性的下壁心肌梗死（心电图的初学者如此考虑也是可以理解的），而是与室性节律的传导异常有关。电轴左偏（约−60°）；平均 QRS 向量的改变可以用心室起源的电活动来解释，这并不代表左前分支传导阻滞。

图 13.3 为正常窦性心律，频繁出现的房性期前收缩（PAC）和成对室性期前收缩，陈旧性下壁心肌梗死，前侧壁导联持续存在的 S 波。

心率：节律非常不规则，平均心率约为 90bpm。

P 波：P 波在 Ⅱ 导联中是直立的，可以看到 P 波形态不一，一些 QRS 波群之前没有 P 波。这一点可以很好地确定这些图形发生的原因。也有助于确定正常的 P 波形态。观察 Ⅱ 导联节律条图有助于判断整体节律。从第 5 个波开始，可以看到一系列与 P 波相关的 QRS 波群，他们具有正常的形态和一致的 PR 间期。这就是基础节律。确定了正常的 RR 间期和 P 波形态后，可以明显看出节律条图中的一些 QRS 波群出现得较早。这些窄的 QRS 波群，看似紧

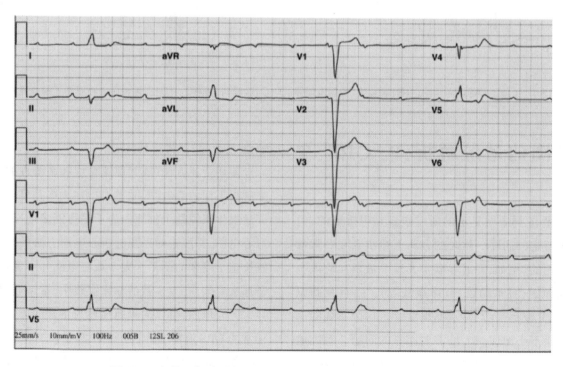

图 13.2　窦性心律，完全性心脏传导阻滞伴室性逸搏心律，电轴左偏。

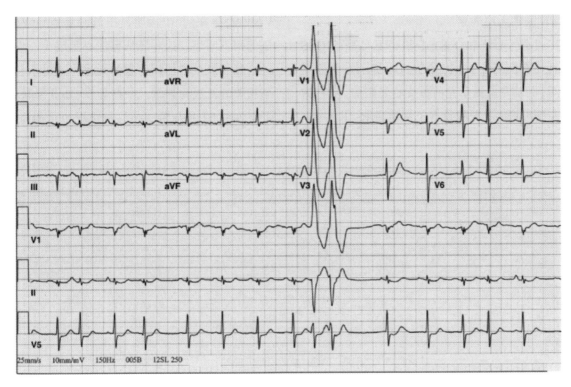

图 13.3　窦性心律,频发房性期前收缩和成对室性期前收缩,陈旧性下壁心肌梗死。

随 P 波后的正常 QRS,但其前的 P 波与正常形态不同;这些是 PAC。这个片段中的第 2 个 QRS 波群是 1 个窄的 QRS,但并没有紧随 P 波之后。仔细看第 1 个 QRS 波群后的 T 波,就会发现"缺失的"P 波位于这个 T 波之上,所以这也是 1 个 PAC。在节律条图的中间,出现了 2 个连续的、提前的、宽大畸形的 QRS 波群,之前没有 P 波;这些是室性期前收缩 (PVC),因为具有相似的形态且连续出现,这是 1 个"成对室性期前收缩"。Ⅰ、Ⅲ 和 aVL 导联可以看到一条不规则的基线,与心房颤动相似。结合节律条图呈现的不规则性,似乎有理由怀疑这是心房颤动的节律;但是 P 波规律出现,以及可以用房性期前收缩和室性期前收缩来解释节律的不规则,很明显这不是心房颤动的节律。这些导联中的基线不规则是放置电极前皮肤准备欠佳产生的伪差,或者可能来自患者身体的颤动。出现伪差的 3 个导联都共享左上肢电极,因此替换该电极或确定是否存在左上肢颤动或许可以改善这种伪差。

QRS-T 波:除 2 个室性期前收缩外,QRS 波群的时限正常。电轴约为-30°,在 Ⅱ 导联上,相比 S 波深度,R 波振幅更高,所以可以认为电轴是正常的。

在下壁导联中可以看到显著的 Q 波。前侧壁导联(V5 和 V6)显示 S 波。

图 13.4 为窦性心律,二度房室(AV)传导阻滞伴 2:1 传导,正常 QRS 波群,V5 和 V6 有 s 波。

心率:心室率缓慢而规则,约 35bpm。心房率约 70bpm。

P 波:每个 QRS 波群对应 2 个形态一致的 P 波,并且每个 QRS 波群与其前的 P 波之间的 PR 间期是一致的。

QRS-T 波:除了前侧壁导联中持续存在的 s 波外,QRS 波群窄,形态正常。电轴大约为 0°。

注释:对于 2:1 的二度房室传导阻滞,并不能判断它是莫氏 Ⅰ 型还是莫氏 Ⅱ 型,因此可以简单地称为二度 2:1 房室传导阻滞。较长的记录可发现偶尔 3:2 阻滞伴有 PR 间期延长,诊断为莫氏 Ⅰ 型。

图 13.5 为房室结折返性心动过速,左前分支传导阻滞,R 波递增不良,可能存在下侧壁心肌缺血。

心率:频率快,节律匀齐,约 188bpm。

P 波:可能没有 P 波,也可能在 QRS 之后出现负向 P 波(例如,Ⅱ 导联)。在任何一种情况下,房室结折返性心动过速(AVNRT)都是推测的节律。心房异常和 PR 间期无法确定。

QRS-T 波：无异常 Q 波，I 和 aVL 导联的 QRS 波群窄且伴有间隔 q 波，电轴约 -60°，提示左前分支传导阻滞。电轴左偏提示左前分支传导阻滞。从右胸导联到左胸导联 r 波振幅没有正常地递增。II、aVF、

V_5 和 V_6 导联的 ST 段明显压低，其他导联的 ST 段压低则不明显。这些压低可能提示因为心室率增快时心脏需氧量增加而引起的缺血，或提示与快心室率相关的复极化异常。一些导联（如 II 导联）似乎有下斜型的 ST 段压低，但这种情况也可能是融于 ST

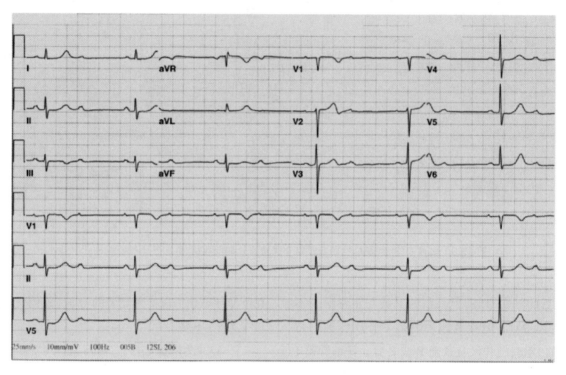

图 13.4　窦性心律，二度房室传导阻滞伴 2:1 传导。

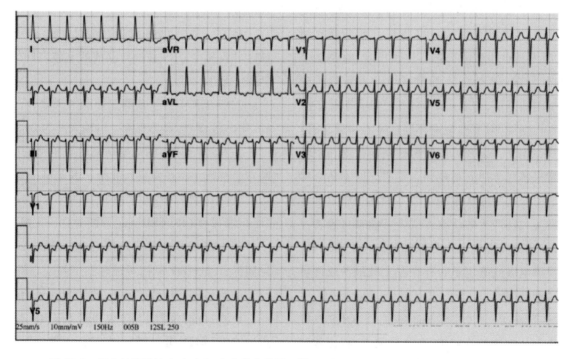

图 13.5　房室结折返性心动过速，左前分支传导阻滞，R 波递增不良，可能存在下侧壁心肌缺血。

段中的负向 P 波所致。

图 13.6 为正常窦性心律,WPW 综合征。

心率:节律整齐,约 70bpm。

P 波:P 波振幅和时限正常,在 Ⅱ、Ⅲ 和 aVF 导联中直立。Ⅱ 导联中的 P 波看似双相的,但负向部分其实是 QRS 波群的起始。可以在节律条图上通过比较 V₅ 导联(较明显)与 Ⅱ 导联相同时间点(最下面的三行)的 QRS 波群起始点来确定。在明确了 Ⅱ 导联中 QRS 波群起始的位置后,就能发现 PR 间期明显缩短。缩短的 PR 间期提示需要寻找原因,如 WPW 综合征。

QRS-T 波:QRS 时限延长,几个导联中(如 Ⅰ、V₂)在 QRS 起始可见特有的"Δ 波"。这就形成了 WPW 的三联征(短 PR、宽 QRS、Δ 波)。有电轴左偏(-60°),因此考虑左前分支传导阻滞是合理的;然而,由于存在与 WPW 相关的心室激动异常,因此通常的左前分支传导阻滞诊断标准并不适用。Ⅲ 和 aVF 导联似乎有 Q 波,但实际上起始有极小的 R 波。ST 段在几个导联中抬高,T 波在 Ⅰ 和 aVL 中倒置。这是一种与 WPW 综合征相关的"假性梗死",而不是真正的梗死。

图 13.7 为正常窦性心律,右心房异常,陈旧性前间壁心肌梗死,QT 间期延长,非特异性 ST-T 改变。

心率:节律规则,约 91bpm。

P 波:Ⅱ 导联 P 波振幅大于 2.5mm,提示右心房异常。

QRS-T 波:电轴正常,约 +60°。QT 间期超过 RR 间期的 1/2,提示 QT 间期可能延长。心率校正后的 QT 间期(QTc)>440ms(约 475ms),证实了 QT 间期延长。V₁ 和 V₂ 存在明显的 Q 波,提示陈旧性前间壁心肌梗死。前间壁导联(V₁ 和 V₂)中 ST 段有些许抬高与陈旧性前间壁心肌梗死的诊断相符。许多导联存在轻度 T 波倒置,但此心电图中这些倒置的形态和深度并不提示任何特定异常。

图 13.8 为窦性心律,完全性右束支传导阻滞,陈旧性下壁心肌梗死。

心率:节律规则,约 62bpm。

P 波:Ⅱ 导联的 P 波形态正常,每个 QRS 与其前 P 波相关。

QRS-T 波:电轴正常,约 +60°。部分肢体导联的 QRS 时限>120ms,提示可能存在左束支传导阻滞(LBBB)或右束支传导阻滞(RBBB)。此图中 V₁ 导联 QRS 呈 rSR' 型,V₆ 导联有 S 波,符合 RBBB 图形特征。所有的下壁导联均有明显的 Q 波,考虑陈旧性

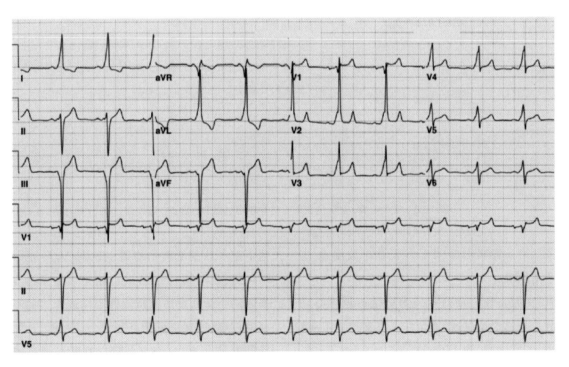

图 13.6 窦性心律,WPW 综合征。

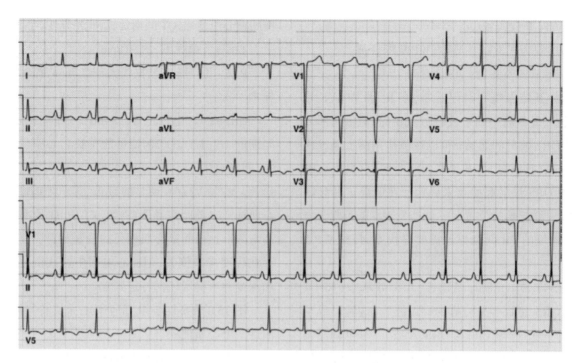

图 13.7　窦性心律,右心房异常,陈旧性前间壁心肌梗死,QT 间期延长,非特异性 ST–T 改变。

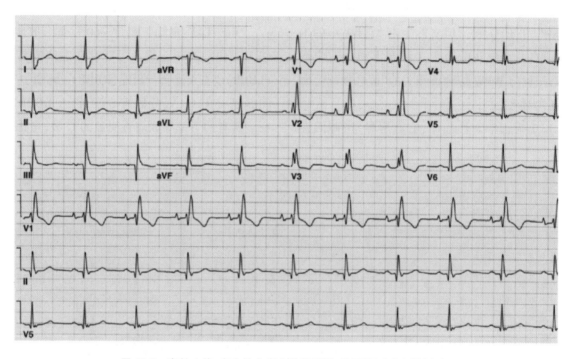

图 13.8　窦性心律,完全性右束支传导阻滞,陈旧性下壁心肌梗死。

心肌梗死。右胸导联出现 ST 段压低和 T 波倒置,考虑继发于 RBBB。

图 13.9 为窦性心动过速或窦房结折返性心动过速或异位房性心动过速,完全性左束支传导阻滞。

心率:非常规则,约 136bpm。

P 波:由于 P 波与其前的 T 波融合,Ⅱ 导联及其他下壁导联的 P 波形态难以识别;V₁ 导联中 P 波清晰可见,且与其后 QRS 波群相关。整齐的节律和频率倾向于诊断窦房结折返性心动过速,而不是窦性心动过速(尽管它可能是窦性心动过速)。如果下壁导联 P 波非直立(心电图难以判断),则考虑为异位房性心动过速。

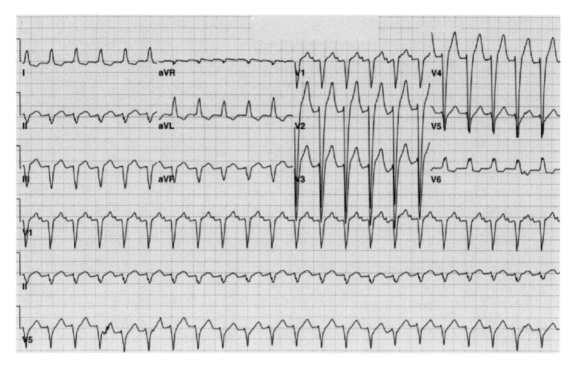

图 13.9　窦性心动过速或窦房结折返性心动过速或异位房性心动过速,完全性左束支传导阻滞。

QRS-T 波:电轴左偏(LAD),约-60°。部分肢体导联的 QRS 时限>120ms, 提示 LBBB 或 RBBB。V_6 导联 QRS 呈宽 R 型,V_1 导联中 QRS 呈 QS 型,符合 LBBB 图形。右胸导联 ST 段抬高,是继发于 LBBB 的改变。

图 13.10 为交界性逸搏心律(异位房性心动过缓)和正常的 QRS 波群图形。

心率:节律规则,约 52bpm。

P 波:P 波在下壁导联为负向,提示交界性心律。

QRS-T 波:电轴正常,为+30°。QRS 波群的振幅、时限和形态均正常。ST 段和 T 波都是正常的。

图 13.11 为心房颤动伴适度的心室反应,急性下壁心肌梗死。

心率:绝对不齐,约 90bpm。

P 波:规律的、有序的心房活动消失,心室节律绝对不齐。

QRS-T 波:电轴正常,为+30°。下壁导联中有明显的 Q 波。下壁导联和 V_3~V_6 的 ST 段明显抬高,提示急性 STEMI;aVL 导联中 ST 段明显压低, 可能是由远端缺血所致。当 V_3 和 V_4 导联中出现 ST 段抬高时,就有理由考虑为急性下壁及前侧壁心肌梗死;这些图形通常是由右冠状动脉阻塞所致,而右冠状动

脉不供应前壁。当然,关键是患者正在经历急性心肌梗死。

图 13.12 为正常窦性心律、一度房室传导阻滞、频发房性期前收缩部分呈二联律、双房异常、左前分支传导阻滞、进行性 ST 段抬高型心肌梗死或缺血。

心率:心率正常(77bpm),有些提前出现的心搏。这里可以探究一下导致心搏提前的原因。可以看到,提前的 P 波形态与正常搏动不同(这在 V_1 导联中尤其明显),这些心搏是房性期前收缩。从节律条图的中间开始到结束,每间隔一个心搏出现一次房性期前收缩,因此这一段表现为房性期前收缩二联律。

P 波:Ⅱ导联 P 波高且宽(V_1 导联 P 波负向的部分"一格宽一格深"),符合左心房异常(LAA)和右心房异常(RAA)的标准(双房异常)。PR 间期>200ms,提示一度房室传导阻滞。如前所述,提早出现的心搏前有与正常心搏不同形态的 P 波。

QRS-T 波:电轴约-90°, 提示左前分支传导阻滞。V_1 导联中 QRS 呈 rsr' 型,V_6 有 s 波;但肢体导联中 QRS 时限没有延长,因此不符合 RBBB 图形。部分导联 ST 段出现轻度抬高,V_2~V_6 导联的 ST 段形态和 T 波倒置提示 STEMI 的进展;但通常 Q 波在此

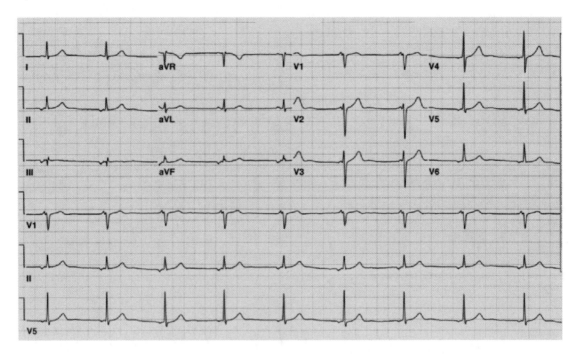

图 13.10 交界性逸搏心律(异位房性心动过缓)。

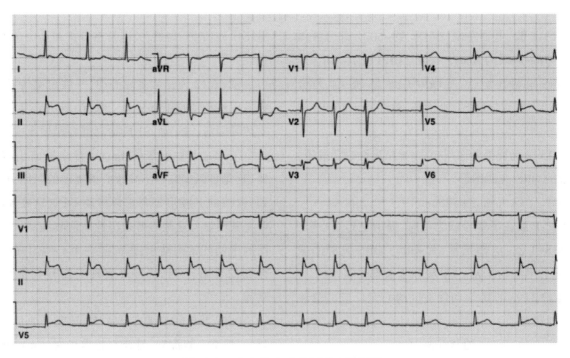

图 13.11 心房颤动,急性下壁心肌梗死。

时已经出现(却没有),因此 T 波倒置提示缺血或非 ST 段抬高型心肌梗死(NSTEMI)。这点可能会令人 困惑,因为 NSTEMI 的命名已经非常清楚地表示不 应出现 ST 抬高,这种情况是一个例外。对于生理学 家来说,最重要的一点是可能会发生某种类型的缺 血/梗死。

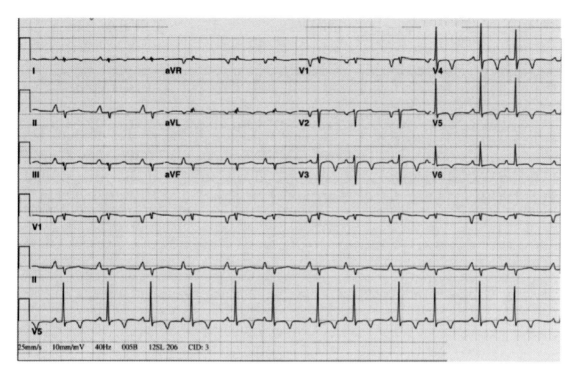

图 13.12　窦性心律、一度房室传导阻滞、频发房性期前收缩部分呈二联律、双房异常、左前分支传导阻滞、进行性 ST 段抬高型心肌梗死或缺血。

测试

描述下列条图的节律。

1._____

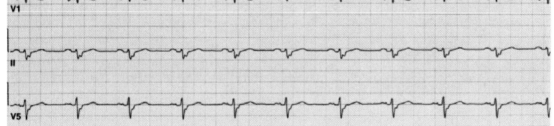

2._____

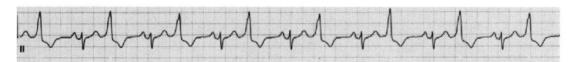

3._____

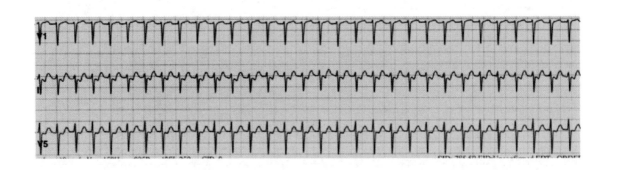

4._____

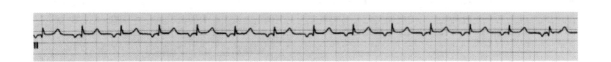

5._____

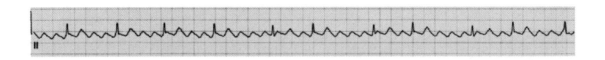

6._____

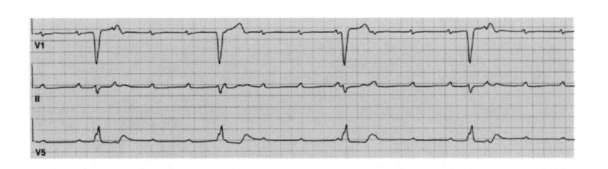

7._____

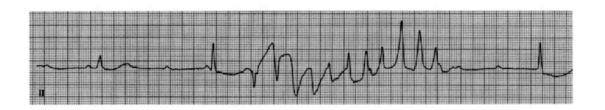

8.

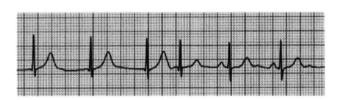

9.

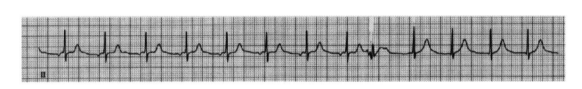

10.

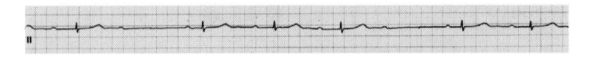

11.

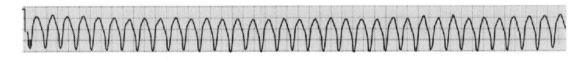

12.

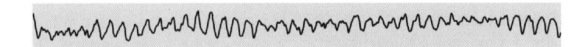

（胡谭越子　译）

第 **14** 章

负荷试验

心电图在应用于负荷试验中的分析与解读方法等与心电图在其他领域中的应用并无不同。然而，有些问题确实值得特别注意。本章将回顾与各种类型的负荷试验相关的问题。

负荷前心电图

在前面的章节已经提到的，除非有额外的说明，心电图的采集都是假定患者处于静息仰卧位的状态下进行的，并且电极的位置摆放正确。运动前，最好能够按照以下三种条件分别采集一份标记正确的静息 12 导联心电图。

仰卧位(使用标准的电极位置)

在标准条件下采集的静息仰卧位心电图可以很好地与之前及之后的静息心电图进行对照。当进行药物负荷试验时(如多巴酚丁胺)只需要记录静息状态下的心电图，患者需要在检查全程中保持仰卧位。

仰卧位 Mason-Likar 导联体系

在运动试验的时候，肢体导联电极需要移至躯干。部分患者在运动中使用 Mason-Likar 导联体系，其电极的移位导致了心电图波形的改变；对比标准仰卧位心电图可以发现哪些是由于电极位置改变出现的心电图波形改变。大部分患者是没有变化的。

站立位 Mason-Likar 导联体系

站立姿态会导致部分患者心电图波形发生改变；与仰卧位 Mason-Likar 导联体系心电图进行对比，可以发现体位导致的心电图波形改变。大部分患者是没有变化的。对于平板运动试验而言，这是适用于评估负荷心电图 ST 段改变的基线心电图。对于踏车运动而言，坐在踏车上采集的静息心电图应该可以替代站立位心电图。

技术问题

如果说静息状态下存在干扰，那在运动过程中只会更甚。许多先进的心电图机都具有一个内置系统，用以测试设备的"准备工作"是否完成。当然这肯定是有益的，但是仍然需要进行人工检查以确保设备完好。如有必要，应在运动前重新准备或采取其他措施纠正技术问题。一旦技术问题被解决，可以重新启动设备进行检查。

Ⅱ 导联的 P 波倒置或者存在其他反常的发现时，如电轴明显偏转，应检查导线连接，因为这些问题多见于导联接错(如 LA 电极错放在 RA 位置)。静息心电图也常因患者活动、咳嗽等导致心电图伪迹。如果产生此类伪迹，应在运动开始前识别并纠正，尽可能保证基线心电图"干净"。

静息心电图检查

负荷试验之前记录静息状态心电图是非常重要的。据 ACSM 等组织建议，某些静息心电图表现(如提示缺血的显著变化)是负荷试验的禁忌证。《ACSM 运动试验与运动处方指南》中详细列举了有关禁忌证的内容，建议负荷试验的操作者完全掌握这部分内容。

其他静息心电图的表现可能不是负荷试验的禁

忌证,但也需要注意。例如,左束支传导阻滞、伴"劳损型"改变的左心室肥厚、心室预激、洋地黄效应等导致的静息心电图 ST 段压低和(或)T 波倒置会影响运动心电图的诊断。当静息心电图出现了和缺血相似的改变时, 在负荷试验过程中就很难辨别是否真的存在缺血的情况,甚至在负荷试验过程中 ST 段和(或)T 波出现了进一步的改变,以常规的诊断标准也很难诊断。如果使用影像技术如放射性核素负荷试验或者超声运动负荷等,仍可以评估缺血的情况,因此,若仅行普通的心电图运动负荷试验时(无影像技术监测),建议试验前先咨询资深的医生。很多有用的信息,如功能评估、心率和血压反应等都可以从普通的负荷试验中获得,但更多的实例表明,其他类型的负荷试验(如放射性核素运动负荷试验)可能更合适,尤其是当检查目的为诊断冠心病时。

运动心电图

大多数现代的心电系统可以自动标记心电图波形,但是一些特殊情况也需要人工标记。运动过程中记录的心电图,运动类型、强度及运动时间都要被同时记录。例如:"平板运动,2.72km/h,10%坡度,2 分钟"或者"踏车运动 50 瓦,阶段时间 2 分钟,总运动时长 4 分钟",要写清楚心电图记录时的运动状态。当进行药物试验的时候, 心电图应该同时标记方案时间、药物剂量及药物种类。例如:"多巴酚丁胺,6 分钟,$20\mu g/(kg\cdot min)$。"运动后记录的心电图需要进行特殊标记。比较常用的表达方式如:"恢复 2 分钟"说明该心电图记录于运动(或其他负荷)结束后 2 分钟。

即便是处理皮肤和周围环境都很完美的情况下, 运动过程中记录的心电图也不可避免地存在运动伪迹。至少需要有一个导联是清晰可辨的,以便了解患者的心脏节律情况。一般情况下 12 导联同步连续记录,在固定的时间间隔进行打印,如有需要可以打印额外的节律条图。通常选择 II、V_1 和 V_5 导联进行连续监测,分别用以观察下壁、间隔及侧壁。另外, II 导联 P 波电轴可以帮助观察节律,V_1 和 V_5 导联可以帮助识别心率相关的束支传导阻滞。这 3 个导联中的至少 1 个可以帮助观察负荷状态下的重要心电变化。当然也会用到其他导联,例如,当 V_5 导联出现 ST 段压低,监测其他侧壁导联就会有所帮助。有的心电系统已经实现了 12 导联同步连续观察。

通常将心电图机设置为每分钟打印一份 12 导联心电图(或者至少每阶段)并且在运动峰值及恢复阶段的每 2~3 分钟打印一次心电图。如果出现了异位搏动或者其他特殊事件,可以额外进行打印(通常是 3 导联节律条图)。运动峰值时的 12 导联经常记录到大量的运动伪迹, 因此在运动峰值后不久再打印 1 个 12 导联或 3 导联的节律波形可能是有用的。当患者进入到恢复阶段,运动伪迹会变少,但是缺血的改变可能持续存在。

ST 段改变

负荷试验中对 ST 段改变的解释非常有趣。静息状态下即便是严重狭窄的冠状动脉也可以有足够的血流为心肌代谢提供氧气,因此这类患者的静息状态下可能是非常完美的正常范围心电图。当通过运动或其他机制增加心脏负荷的同时可以提高心肌细胞的代谢。而在这种情况下,狭窄的冠状动脉可能无法提供充足的血供,表现为伴随 ST 段压低的心内膜下缺血。

为了将 ST 段的偏移进行定量,需要首先明确基线的位置。如第 1 章和第 11 章描述的那样,PR 段和 TP 段可以用于测量 ST 段的基线。在负荷试验过程中,推荐使用 PR 段作为基线。经典的心电学研究表明当心肌缺血时会出现明显的 ST 段压低。公认的"明显的"ST 段压低是指较基线水平压低大于或等于 0.1mV(1mm)。小于 0.1mV(1mm)的压低也值得关注,但并不作为负荷试验"阳性"的指标(仅提示疾病的存在)。患者在运动过程中,运动伪迹经常会影响判读。例如,经常见到零星的人为干扰导致的 ST 段压低。正因如此,通常需要至少连续 3 次或更多的心搏出现 ST 段压低才认为是可靠的。

ST 段压低的 3 种模式,如图 14.1。如果 ST 段压低且平坦,称为水平型压低(图 14.1A),ST 段压低进程越来越明显,称为下斜型压低(图 14.1B),ST 段压低进程越来越轻,称为上斜型压低(图 14.1C)。对于

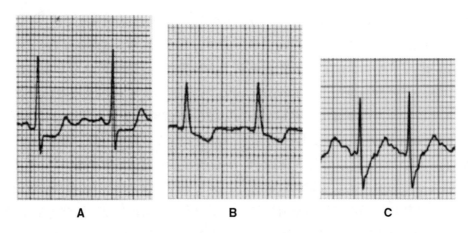

图 14.1 ST 段压低类型:水平型压低(A);下斜型压低(B);上斜型压低(C)。

水平型压低,在哪里测量压低的程度并不重要,因为结果是相同的,但对于上斜型或下斜型的压低,ST 段压低的程度将根据测量点而变化。比较常用的方法是在 J 点(QRS 波群的终点和 ST 段起点的交点)后 80ms(0.08s)处测量。其他的测量方法也在使用,所以最好的标记方法是既标记压低程度又记录标记位置。例如,可以标记一段 ST 段改变为"J 点后 80ms 处 ST 段下斜型压低 0.2mV"。使用 mm 代替 mV 作为单位,s 代替 ms,"QRS 波群后"代替"J 点后"也是比较常见的,因此相同的内容也可以表达为"QRS 波群后 0.08s 处 ST 段下斜型压低 2mm。"

用刚才的术语描述图 14.1 中的 ST 段改变,如下所示:

(1)"ST 段水平型压低 0.1mV(或 1mm)"

水平型压低,就意味着无论在哪里测量压低水平都会得到相同的结果。

(2)"J 点后 80ms 处 ST 段下斜型压低 0.15mV(或 1.5mm)"

压低程度取决于测量位置。在 QRS 波群后 80ms(两小格)的位置,ST 段较 PR 段压低了大约 1.5mm。

(3)"上斜型,J 点后 80ms 等电位线处"

ST 段先压低然后呈上斜型改变,压低程度随时间减轻,以此为例,QRS 波群后 80ms 处 ST 段基本恢复基线水平。基线 ST 段常被称为等电位线。

图 14.2 显示平板运动试验过程中的静息心电图和负荷心电图。静息状态下,所有导联的 ST 段均在等电位线。运动过程中,多导联 ST 段压低。试验结果的完整描述应包括描述这些变化的大小,导致这些变化的原因,以及什么样的运动强度引起了这些变化。运动过程中经常出现 ST 段压低。在此次试验中,运动负荷强度约 6.2MET(代谢当量),到恢复期才出现 ST 段压低。因此,这个试验结果可以描述为"6.2MET 运动当量,恢复阶段下壁导联及 $V_4 \sim V_6$ 导联 ST 段下斜型压低 0.1mV"。如果在运动期间出现的变化,最好可以描述变化的发生时间及是否加重。例如,运动量达 5MET 时 V_5 和 V_6 导联明显改变,运动过程中加重可以描述为"运动量 5MET 时前侧壁导联 ST 段水平型压低 0.1mV,运动量 7MET 进展为水平型压低 1.5mV。描述 ST 段的恢复至基线的时间同样重要(如"恢复阶段 5 分钟后 ST 段恢复至基线水平")。

只出现在下壁导联的 ST 段压低

要判断一个试验结果为"阳性",需要 2 个或 2 个以上相邻导联出现 ST 段压低。相邻是指导联具有相同的分组并且有明确的心脏定位。例如,V_5、V_6、I 和 aVL 导联相邻并且都和侧壁相关。Ⅱ、Ⅲ 和 aVF 导联相邻并且和下壁相关;但是下壁导联 ST 段压低多发生于非严重冠心病患者,会导致"假阳性"结果(结果阳性,但是患者未患病)。

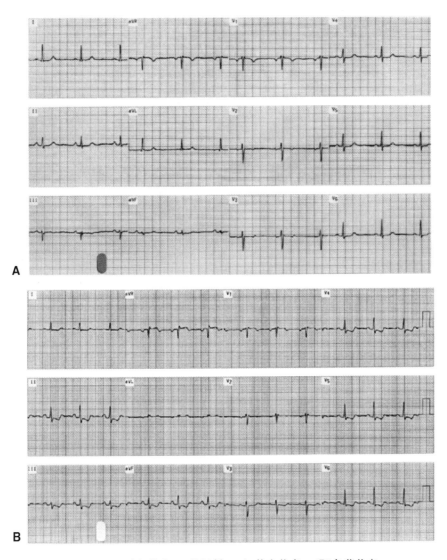

图 14.2　运动负荷中 ST 段压低。(A)静息状态。(B)负荷状态。

T 波倒置

　　负荷所致的 T 波倒置(图 14.3),无论是否伴随 ST 段的压低都提示存在缺血的证据。当仅出现 T 波倒置不伴随 ST 段压低的时候,往往认为判断试验结果为"阳性"的证据不足,但仍应该关注。这些改变有时候可能是由过度换气导致的,一些研究者建议恢复阶段当患者 T 波倒置回复至基线后,可以让患者过度换气几分钟看看是否能够复现 T 波倒置。如果可以复现,考虑 T 波倒置是由非缺血性原因导致

的。患者应以坐位行过度换气,以防因头晕而有摔倒风险。

心律失常

　　负荷试验过程中出现心律失常的类型及频率都应该被描述。例如,"频发室性期前收缩伴多形成对"这样的短语可以用来描述图 14.4。图 14.5 所示的心电图来自于因诱发室性心动过速而终止的负荷试验。这份试验报告中可以像这样简单描述为"试验因单形室性心动过速终止"。

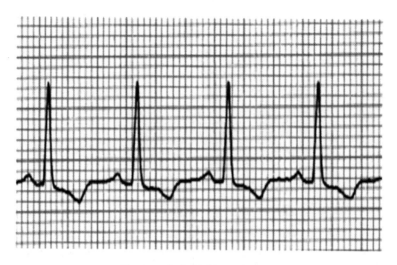

图 14.3 负荷所致的 T 波倒置。

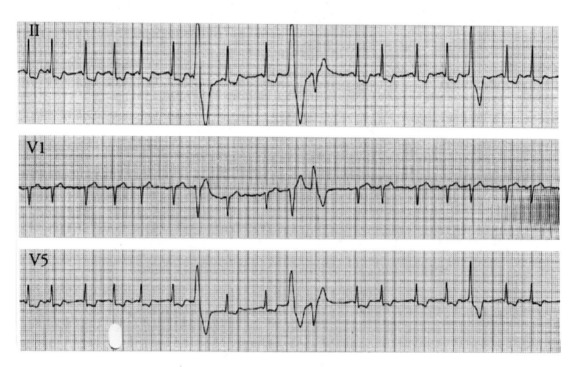

图 14.4 负荷试验中的心律失常。

ST 段抬高

负荷试验过程中出现的 ST 段抬高,尽管少见(往往是由透壁缺血导致的),却是终止试验的指征。冠脉造影结果显示图 14.6 中的患者冠状动脉主干存在 99% 的闭塞性病变。除了严重的冠状动脉主干的闭塞性病变,ST 段抬高还见于冠脉痉挛。

负荷试验的非心电变量

其他参数,如血压反应、运动能力、症状、体征及预后情况等,都可以通过负荷试验进行评估。这些参数的解读可以在《ACSM 运动试验与运动处方指南》中进行查阅。

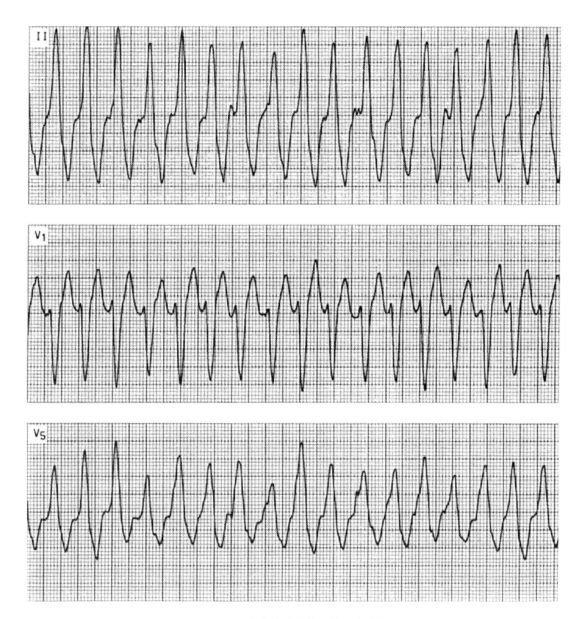

图 14.5　负荷试验中的室性心动过速。

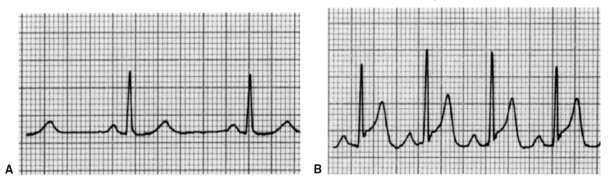

图 14.6　负荷导致的 ST 段抬高。(A)静息状态。(B)运动过程中。

测试

1.这是真实的 ST 段压低还是运动伪迹？

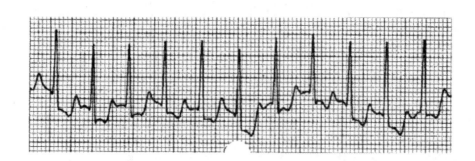

2.描述下图 A 至 F 中负荷导致的 ST 段及 T 波的变化。假设静息状态下这些 ST 段都在等电位线水平，T 波都是直立的。

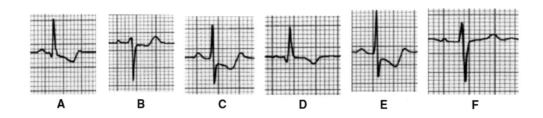

解析练习

1.P 波？QRS 波群及 T 波？电轴？心率？节律？

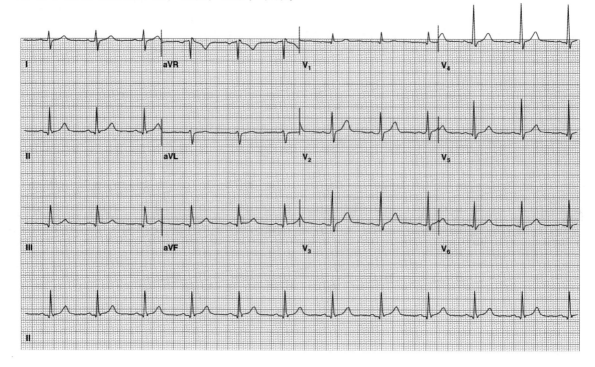

答案:P 波正常;下壁导联的 q 波无意义,V₁ 导联 R>S,但是不符合后壁心肌梗死的形态学特征;电轴,正常+90°;心率正常;节律规则。解析:正常窦性心律,早复极。

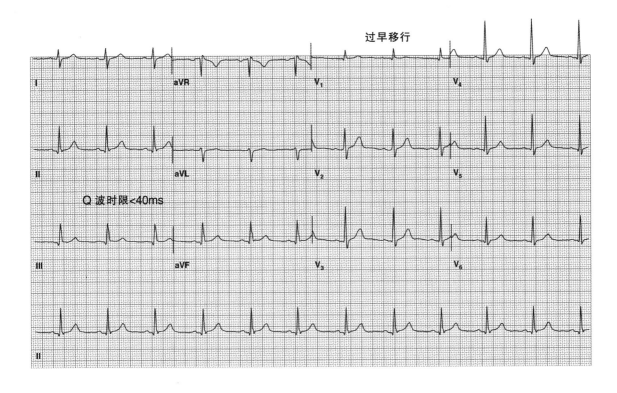

2.与负荷有关的改变?

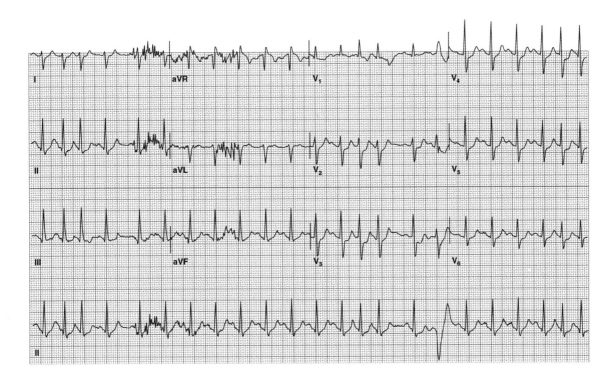

答案：窦性心动过速(这是与负荷相适应的正常反应)；房性期前收缩和 1 个室性期前收缩；多导联明显的 ST 段压低。注释：这是患者在平板上持续运动时记录的 12 导联心电图。因胸前导联明显的 ST 段压低，试验结果提示"心肌缺血导致的阳性"；然而动作伪迹使其无法定量。恢复阶段早期心电图动作伪迹较少，可以用于评估 ST 段的偏移程度。

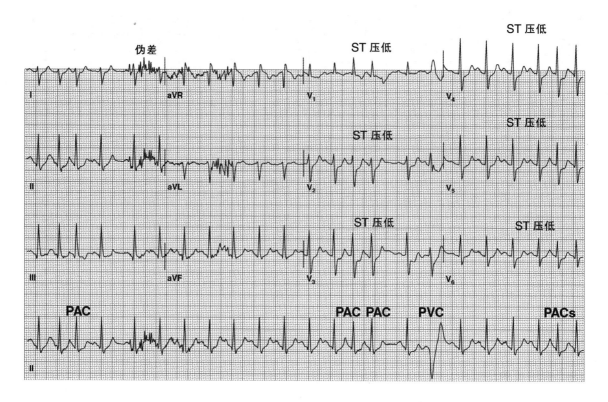

（焦锦玉 译）

第15章

负荷试验案例研究

在第 14 章讲述的概念基础上,本章呈现了一些运动负荷试验的案例。负荷试验过程中的体格检查,病史采集及其他信息都是非常重要的,这些内容已经在其他发表的论著中阐明,如 ACSM 的运动试验和处方指南。因此,本章只讨论负荷试验中心电图的相关内容。

案例 1

患者,56 岁,男性,自述间断性发作胸部压迫感并有体力活动时气短。图 15.1 示负荷试验前静息状态下心电图。值得注意的是心率略慢于 100bpm,除了出现早复极及 QT 间期大于 RR 间期的 1/2 外,心电图在正常范围内。经矫正计算后的 QTc 间期延长(>440ms)。检查医生意识到了这些问题,但这并不是负荷试验的禁忌证。

平板运动试验几分钟后,记录心电图如图 15.2所示。由于在运动过程中,多导联(I 、aVL、V₅、V₆、III 、aVF、aVR)出现明显的基线漂移,使心电图判断变得更加困难。有肢体活动和深大呼吸导致的基线

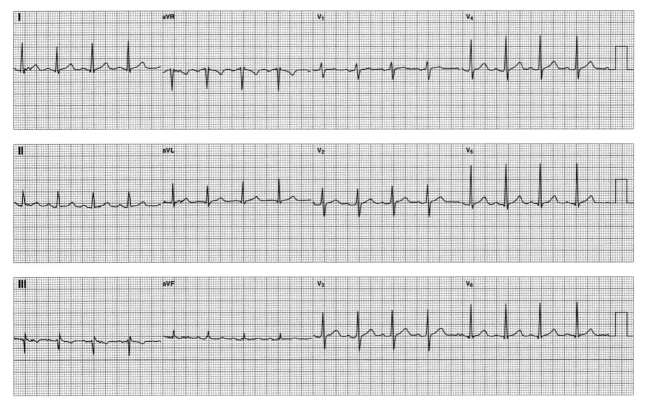

图 15.1 试验前静息心电图。

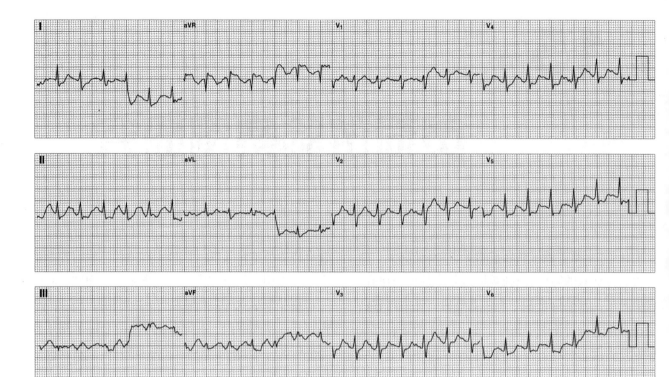

图 15.2　运动心电图。

漂移及其他伪差时，心电图解读将面临着巨大的挑战。多导联 ST 段出现了明显持续的压低。ST 段压低的程度受伪差影响难以辨认，但还是可以看到 V_4、V_5 和 V_6 导联 ST 段呈水平型压低至少 1mm（0.1mV）。≥1mm 的水平型或下斜型 ST 段压低即是"显著性"改变。Ⅱ 和 aVF 导联也有明显的 ST 段压低，但是很难说是否由伪差导致的。

　　运动峰值阶段的心电图伪差很难识别。这种情况下比较常用的解决办法是恢复阶段早期再次记录一张 12 导联心电图或者延长节律条图记录，因为这个时候 ST 段的改变往往存在，而此时的心电图相对容易判断。图 15.3 显示的是运动中的节律条图，Ⅱ 和 V_5 导联 ST 段相对持续的压低。压低程度的变化有小部分原因是运动伪差，但就平均而言压低程度约为 1.5mm。运动恢复 1min 时采集的 12 导联心电图（未显示）在以上导联和 V_4、V_6 及 aVF 导联出现相同的表现。在负荷试验的报告中，生理学家将该运动心电图的改变描述为"心肌缺血阳性，代谢当量 7MET 时，$V_4 \sim V_6$ 导联 QRS 波群后 80ms 处 ST 段水平型压低 1mm，运动至 10MET 时 $V_4 \sim V_6$、Ⅱ 和 aVF

导联的 ST 段水平型压低进展至 1.5mm。运动及恢复过程中未见心律失常发生。"

　　MET 的运动强度由负荷系统通过平板的速度和坡度来估算。负荷试验的报告还包括血压反应、感觉用力的程度、体征和症状。主要关注心电图的变化。回想一下，最理想的报告内容是在多大的运动强度下，ST 段首次发生显著（≥1mm）的变化，发生在哪些导联，什么类型的 ST 段压低（水平型压低或下斜型压低），变化的最大程度是什么，以及是否发生心律失常。运动过程中出现窦性心动过速是正常的运动反应而不应该认为是心律失常。

　　记录患者运动后恢复到可接受的正常临界范围的心电图同样重要。在本例中，直到恢复阶段的 11 分钟，ST 段变化不再明显（图 15.4）。

案例 2

　　图 15.5 示 62 岁男性患者运动前静息状态心电图。负荷试验报告描述为"正常窦性心律，正常 QRS 波群形态"，一种描述正常范围心电图的说法。提示

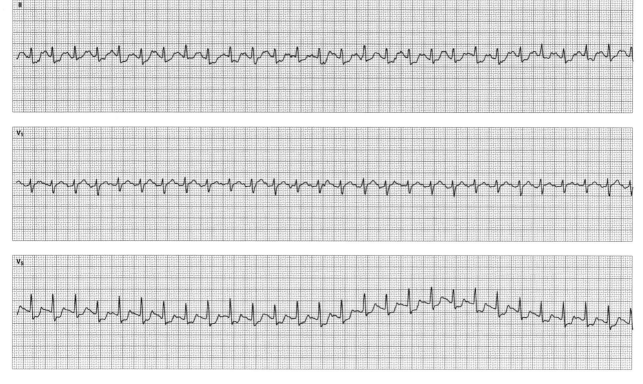

图 15.3　运动恢复阶段早期。

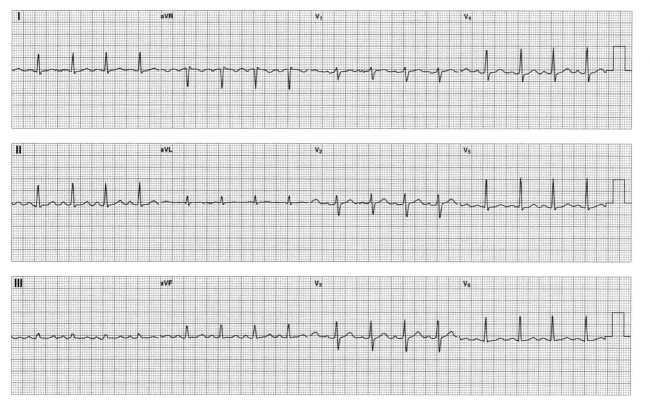

图 15.4　恢复阶段,运动后 11 分钟。

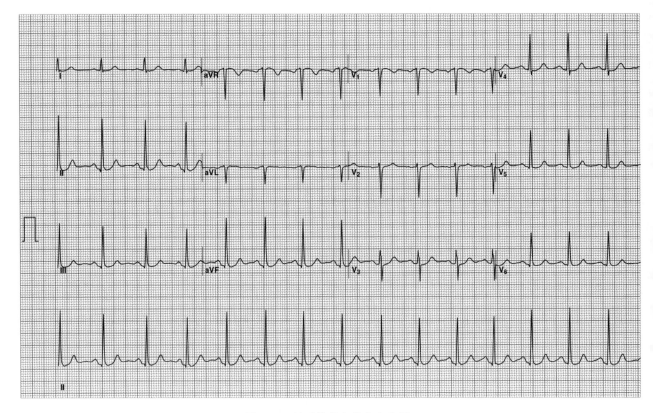

图 15.5 运动前静息状态心电图。

所有导联均为窄 QRS 波群(时限<100ms)。

图 15.6 是运动数分钟记录的心电图。除了 12 导联,心电图最下栏还显示了 II 导联的节律条图。值得注意的是在节律条图的第 6 个心搏,窄 QRS 波群变宽(时限>100ms)。几次心搏后 II 导联可见宽 QRS 波群的形态发生了稳定的改变,在 12 导联中,可以在 V₆ 看到 1 个相当经典的左束支传导阻滞的宽 QRS 波形,其在 V₁ 导联呈 QS 型。这个节律看似室性心动过速,但是有 2 个指征提示并非如此。一是 P 波连续稳定的出现在每个 QRS 波群前,另一个是 QRS 波群变宽后频率并没有加快。

如果这是室性心动过速,宽大的 QRS 波群应该"提前",频率应该会加快,P 波将不会像这样稳定的出现在每个心搏前。

这是"频率相关"(有时也称之为"运动诱发")的左束支传导阻滞的例子。这例患者的左束支在心率慢时功能正常,但是不能应付运动时加快的心率,因此出现束支传导阻滞。图 15.7 为运动恢复后记录的心电图。值得注意的是 II 导联节律条图的终末 QRS 波群由宽变窄的过程。当患者心率减慢时束支传导阻滞消失。多导联出现的 ST 段压低是继发于束支传导阻滞的除极异常而非缺血。

案例 3

图 15.8 为运动恢复早期记录的心电图。75 岁老年患者,3 年前支架术后症状消失。最近又经历一次发作性胸痛,建议进行平板运动负荷试验。静息状态下及运动中,该患者的 ST 段在等电位线(没有 ST 段压低)。运动恢复阶段出现显著的 ST 段压低,考虑存在缺血,可能为运动负荷的迟发反应。因此,这份负荷试验报告中的心电图部分应包括以下内容"心肌缺血阳性;运动强度 4.2MET,恢复阶段时见 II 、III 、aVF、V₄、V₅ 和 V₆ 导联 ST 段水平型压低 1~1.5mm。进一步恢复后,ST 段回复至基线。

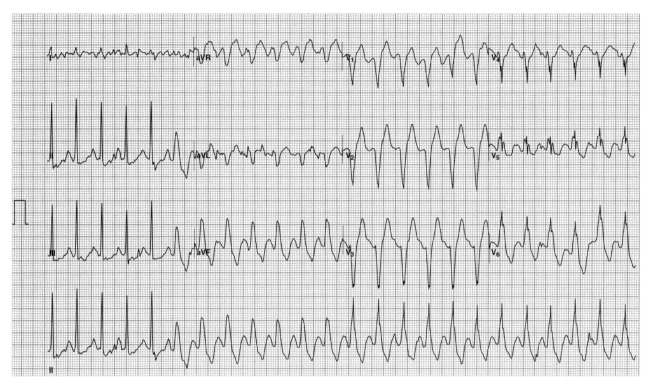

图 15.6　运动心电图。

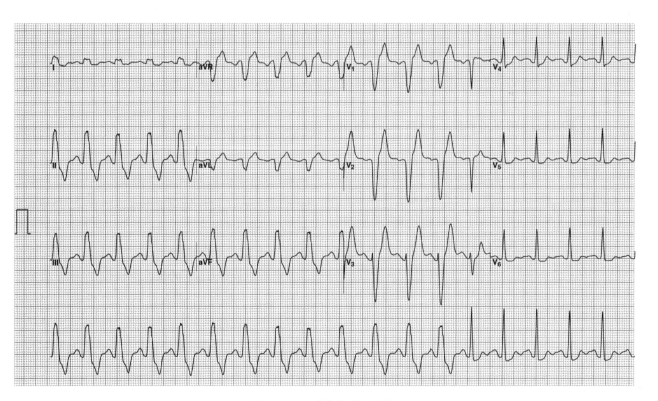

图 15.7　运动恢复后心电图。

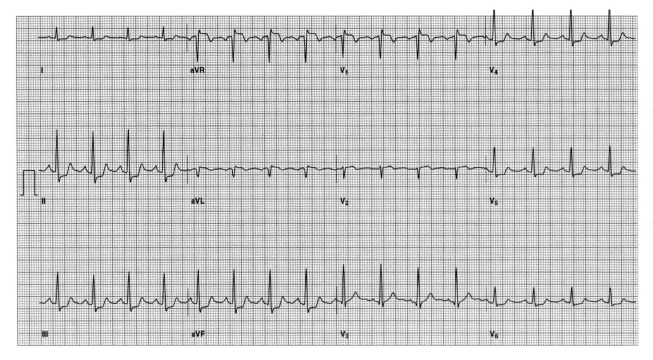

图 15.8　运动恢复早期缺血。

案例 4

患者,60 岁,女性。运动前心电图如图 15.9 所示,无异常。患者因没接触过运动平板而感到紧张,导致心率略快。

图 15.10 是记录的运动峰值心电图。由于运动伪差导致阅图困难,而且有时候某些导联(如 V₅)会出现 ST 段压低。不确定 ST 段压低是否持续。如果压低是"真实的"而非伪差,那么这些改变应该持续到运动恢复阶段早期。图 15.11 为运动恢复早期记录的心电图。由于伪差变少,图形更易识别。尽管偶尔看到 ST 段压低,但是并不持续,考虑这些一过性的暂时改变为干扰伪差所致,因此这次试验判定应为"心肌缺血阴性"。

案例 5

除了Ⅲ和 aVF 导联中一些不显著的 ST-T 改变("非特异性 ST-T 改变")和持续性早复极模式(如

V₃)外,此静息状态心电图未显示异常(图 15.12)。

运动峰值阶段,多导联 ST 段显著性压低 (图 15.13)。报告描述为"运动强度为 10.2MET 时心肌缺血阳性;Ⅰ、Ⅱ、Ⅲ,aVF、V₃~V₆ 导联 QRS 波群后80ms 处 ST 段水平型或下斜型压低达 3mm"。有很多方式可以描述 ST 段改变。这个案例中需要注意的是部分导联(如Ⅰ导联)ST 段呈水平型压低,而另一些导联(如 aVF 导联)为下斜型压低。压低程度 1mm(如Ⅰ导联)~3mm(如 V₄ 导联)。同样的,由于运动伪差导致个别导联 ST 段压低程度出现逐搏变化。挑战在于评估各导联 ST 段压低程度的均值。此案例的报告风格倾向于报告最严重的事件("达 3mm")同时包括了所有导联至少 1mm 的压低并且使用"水平型或下斜型"表示一些导联 ST 段压低为水平型,而另一些为下斜型。这些信息汇总为这个试验应该被描述为"显著阳性",多导联 ST 段显著性改变并且很多导联的压低程度超过了诊断所需的 1mm。

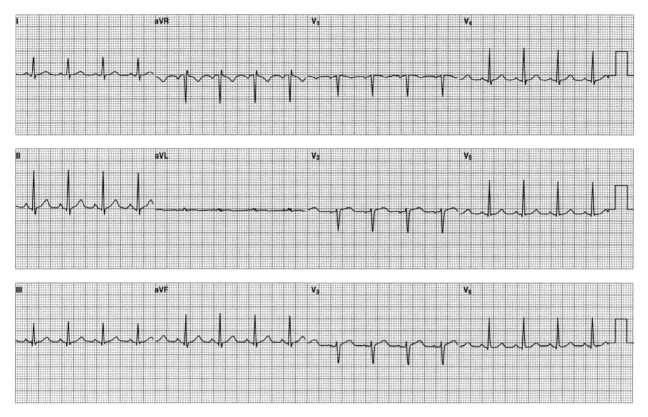

图 15.9　运动前静息状态心电图。

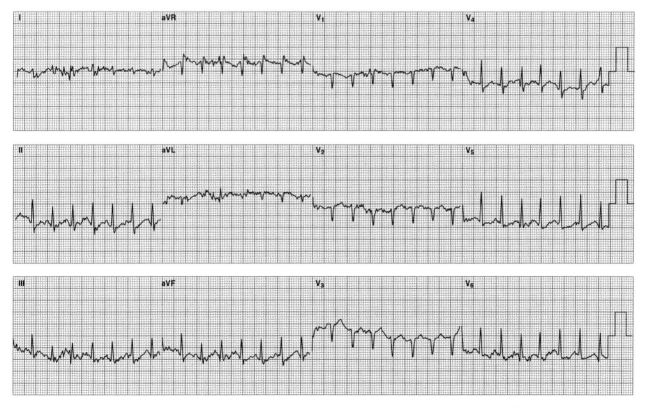

图 15.10　运动峰值。

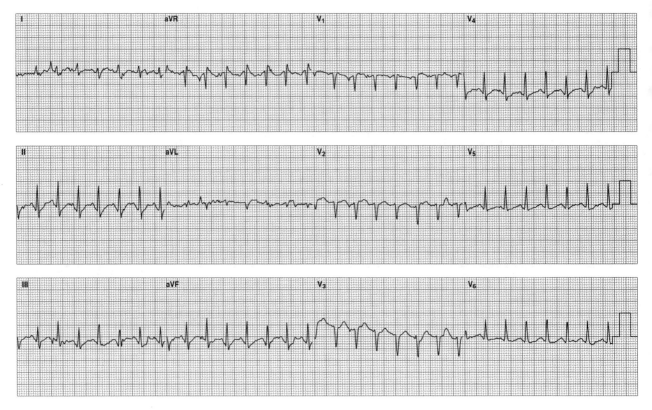

图 15.11　运动恢复阶段早期。

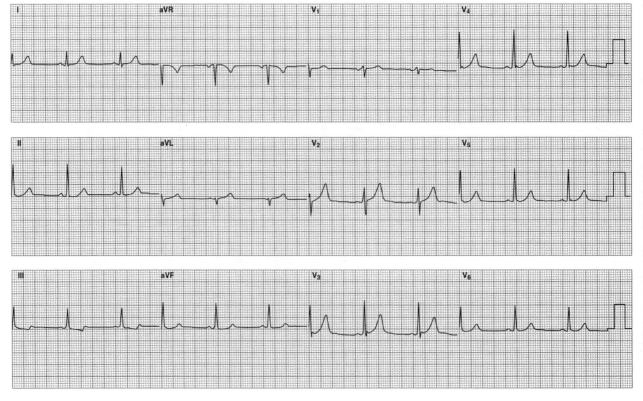

图 15.12　运动前静息状态心电图。

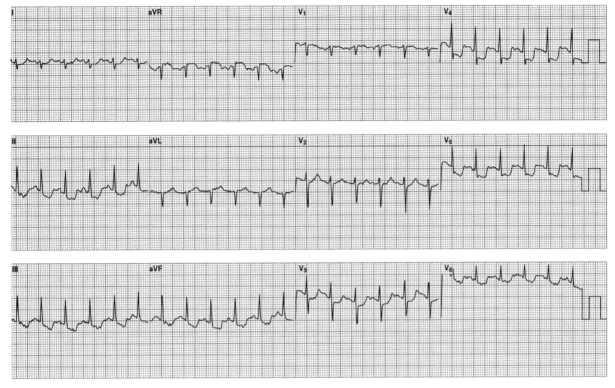

图 15.13 运动峰值。

测试

1._____

静息。

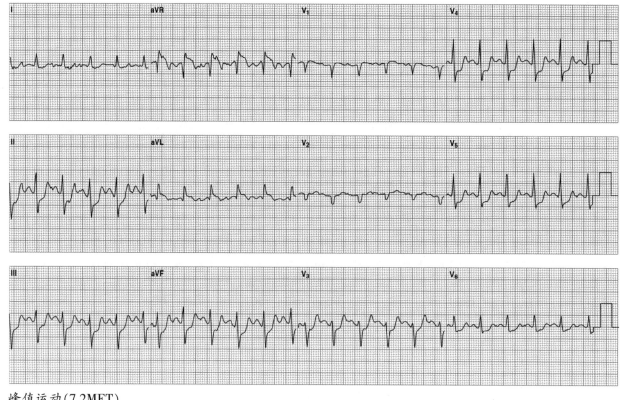

峰值运动(7.2MET)。

该试验是心肌缺血"阳性"还是"阴性"?

2.＿＿＿＿＿＿＿＿＿＿＿＿＿＿＿＿＿＿＿＿＿＿＿＿＿＿＿＿＿

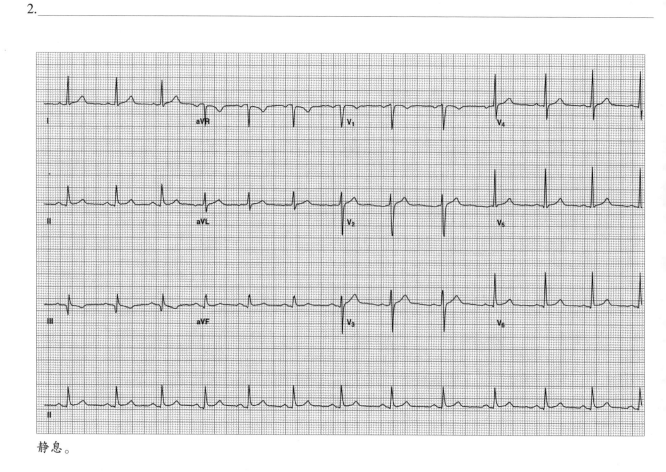

静息。

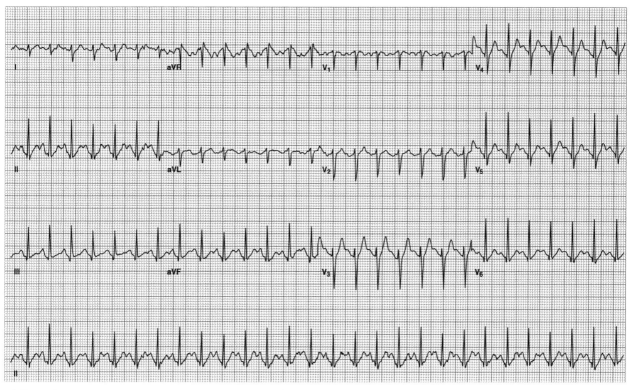

峰值运动(10.1MET)。

该试验是心肌缺血"阳性"还是"阴性"?

（焦锦玉　译）

附　录

各章测试的答案

第1章

1.

(A)QRS 波群仅由 1 个大的正向偏转组成,因此可以描述为大 R。

(B)1 个大的正向偏转后紧跟着 1 个大的负向偏转或称为"大 R,大 S"。

(C)1 个起始的负向偏转后紧跟着 1 个小的正向偏转波,为"大 Q,小 r"。

(D)1 个大的负向偏转然后回到基线,称为"大 Q,大 S"。

(E)起始 1 个小的正向偏转后紧跟 1 个深的负向偏转(因为它不是初始偏转,所以是 S 波而不是 Q 波)并且 QRS 波群以另 1 个小的正向偏转结束,称为"小 r,大 S,小 r'"。

2.每个 P 波的起始到 QRS 波群的起始的距离是 7 小格,因此 PR 间期为 280ms(7×40ms)。R 波的起始到 s 波的终点距离为 1.5 小格,因此,QRS 波群时限为 60ms(1.5×40ms)。R 波起始到 T 波终点的距离是 8 小格或者 0.32s(8×0.04s,Bazett 的计算公式要求使用秒为单位代入公式,而不是毫秒),第 1 个 R 波的波峰到第 2 个 R 波的波峰的距离为 21.5mm,即 1 个 RR 间期为 0.86s(21.5×0.04s)。0.86 的平方根(四舍五入到百分位)是 0.93,0.32 除以 0.93 约等于 0.34。QTc 为 0.34s(或 340ms)被认为是正常的,因为它<0.44s(或 440ms)。

3.第 1 个 R 波的波峰到第 2 个波峰的距离为 21mm。以 1500 除以 21 计算,心率为 71.43bpm。这应该就是这个 RR 间期的心率。如果随后的 RR 间期(未显示)一致,这也是平均心率的近似值。

4.使用三联法,发现心率约为 90bpm。RR 间期是相对稳定的。第 1 个 R 波落在一条粗线上。下 1 个 R 波落在第 3 条粗线后面的 2 条细线上。如果它落在第 3 条粗线上,那么心率将是 100bpm。如果它落在第 4 条粗线上,那么心率将是 75bpm。因此,该心率为 75~100bpm。75 和 100 之间由 5 个小方框表示,每个小方框表示 5bpm(25÷5=5)。由于第 2 个 R 波落在距离表示 100bpm 的粗线后面的第 2 条细线最近的位置,因此心率近似为 90bpm。

5. RR 间期不一致;因此,需要使用平均心率的方法。由于可见 3s 标记线(底部条图),一种简单的方法是计算 6s 周期的 RR 间期个数(不是 R 波),然后乘以 10。在 6s 的时间内包含了 8 个 RR 间期,因此心率大约为 80bpm(8×10=80)。

第2章

1.窦房结、心房、房室结、希氏束、左右束支、浦肯野纤维、心室。

2.正常窦性心律伴交界性期前收缩(JPC)。除极起源于心房下部或者来源于房室交界区时常在 II 导联表现为负向的 P 波,这是由于除极的方向自下向上,最大向量朝向 II 导联的负极。根据准确的时间、位置和其他因素,这些心搏可能导致 QRS 波群前出现负向的 P 波(当房性除极发生在心室除极之前),QRS 波群后出现负向 P 波(当房性除极发生在心室除极之后),或者无可见 P 波(如果心房和心室除极同时发生)。在条图中的第 3 个波出现得很早,因此它是"提前的",之前有 1 个负向的 P 波,可以假设它起源于房室交界区或附近。认为它起源于心房,作为房性期前收缩,这也将是恰当的,虽然不那么具有描述性。

3.窄 QRS 波群(<100ms),无可见 P 波。节律整齐,心率<100bpm。这可以称为加速性交界性心律。无 P 波及窄 QRS 波群提示该节律起源于或靠近房

室交界区。如果频率是慢的，称之为交界性逸搏心律。如果频率快，这可能是交界性（房室折返）心动过速。因为这个频率是正常的，命名为加速性交界性心律比较合适。

4. 窄 QRS 波群，P 波在 Ⅱ 导联直立，每个 QRS 前都有相关 P 波，关系相对稳定，频率慢（<60bpm）且匀齐。这个节律是窦性心动过缓。

第 3 章

1. 小写 f 用于描述心房颤动中出现的基线波动（无论是"粗"还是"细"），而大写 F 表示心房扑动中出现的尖锐的锯齿状心房除极波。

2. 在心房扑动中，可以看到 F 波到 QRS 波群的规律。例如，如果每 3 次 F 波之后都有 1 个 QRS 波群，那么就可以说存在 3:1 传导的心房扑动。有时心房扑动中的房室传导是可变的，例如，它可能在 2:1 和 3:1 之间变化，但传导关系仍然存在。游走性心房节律（和多源性房性心动过速）时，由于除极从心房多个不同区域开始，所以心律非常不规则。在心房颤动中，QRS 波群也非常不规则；然而，在这个节律中，没有 P 波。

3. 心房扑动伴多变的房室传导。经典的"锯齿状"F 波是心房扑动的表现。典型心房扑动的 F 波的频率为 250~300bpm。在这份条图的起始，心房率（F 波）是心室率（QRS）的 4 倍，即 4:1 传导。条图的中间及结尾可见 3:1 和 2:1 传导。

4. 心房颤动伴适度的心室反应。基线不稳定，没有规律的心房激动及 RR 间期不齐，提示心房颤动。平均心室率约 75bpm，考虑为"适中的"频率。

5. 这不是心房颤动而是正常窦性心律。尽管基线看起来很杂乱，但是仔细观察会发现每个 QRS 波群前都有 1 个相关 P 波（不会出现在心房颤动中）。并且心室率规则（也不会出现在心房颤动中）。因此，基线不稳实际是来自患者运动的伪差。

第 4 章

1. 正常窦性心律伴频发多形性室性期前收缩。基础节律可见每个 P 波后都跟随"窄"QRS 波群，P 波与 QRS 波群的关系一致并稳定，频率正常且规则；因此这是正常窦性心律。第 2,6,8 个 QRS 波群提前出现，"宽大"且不同于正常 QRS 波群，其前没有 P 波；这些是室性期前收缩。有两种不同的形态的室性期前收缩（同一导联），应命名为"多形性"；在这个案例中，有三种不同形态的提前的 QRS 波群。

2. 室性逸搏心律。未见 P 波，QRS 波群"宽大"，节律规则且缓慢。单个 QRS 波群看起来像室性期前收缩，但是在此例中并未提前发生。当"高位"起搏点（如窦房结和房室结）未能有效发放激动时，允许低位的心室起搏点控制节律。

3. 单形性室性心动过速（可能是持续性的）。这份短的条图无法明确，但是如果这个心动过速持续 30s 以上，应该称为"持续性"。所有的室性期前收缩形态一致，所以考虑为"单形性"。

4. 非持续性多形性室性心动过速（尖端扭转型）。因为在 7 次心搏后终止，所以可以描述为"7 次心搏呈尖端扭转"。QRS 波群"主波"向上（前 4 个心搏）然后向下扭转，提示尖端扭转型。当然这些室性期前收缩没有相似的形态，因此为"多形性"。

第 5 章

1. 心室起搏心律（正常窦性心律伴随跟踪心房的起搏心律）。这位患者可能安装了双腔起搏器。心房率应该高于起搏器的心房起搏阈值，因此这份心电图没有心房起搏的证据。当然这也可能是单腔（心室）起搏器。

2. 首先，节律条图显示心室起搏心律（没有 P 波并且可见起搏钉信号后跟随宽 QRS 波群）。P 波于第 3 个 QRS 波群前复现，形成"融合波"，即起搏钉激动除极的成分和窦房结激动除极的成分融合，导致一种"双重"心室除极。第 4 个心搏为窦房结夺获心室，之后心房率变慢，导致另一个融合波，随后恢复到心室起搏节律。

3. 加速性交界性心律伴间歇性感知不良。没有 P 波且为窄 QRS 波群提示节律起源于房室交界区；心率 60~100bpm；因此，应命名为"加速性"，其频率快于典型的交界性逸搏频率，但又比"交界性"心动过速慢。起搏钉出现在第 2 个和第 6 个的 QRS 波群后面（在 ST 段上），提示起搏器间歇性未感知自身的

QRS 波群。这些起搏钉紧跟 QRS 波群之后,心室肌仍处于不应期,因而不能被再次除极。

第 6 章

1.二度房室传导阻滞 Mobitz I 型。应注意连续 P-QRS-T 的 PR 间期逐搏延长,然后在第 3 个 P 波后 QRS 波群脱漏;这种 PR 间期延长的模式反复出现。条图显示的"群搏模式",提示应考虑 Mobitz I 型。

2.二度房室传导阻滞 Mobitz II 型伴 3:1 房室传导。可见 3 个 P 波后跟随 1 个 QRS 波群的模式恒定出现,下传 P 波的 PR 间期是一致的。这不是完全的心脏传导阻滞,心房和心室节律之间仍存在着关联。

3.开始是 1 个正常窦性心律伴随一度房室传导阻滞。后面变为 2:1 二度房室传导阻滞,理论上既可以是 Mobitz I 型又可以是 Mobitz II 型。QRS 波群的时限和形态也发生改变;这可能不是因为房室传导阻滞,更像是第 10 章讨论的传导障碍所致(间歇性束支传导阻滞)。

第 7 章

1.电极不是导联。电极是可导电的贴片贴附在患者体表;导联是将从电极探测到的电流转化而成的视图。输入端来自右上肢、左上肢、左下肢电极(右下肢电极仅作为接地使用),通过多种算法调整输入端,从而获得 6 个心脏电活动的"视角"(导联 I、II、III、aVR、aVL、aVF)。

2.心室最早除极通常先从室间隔开始,从左向右。因为电流朝向 V_1 的正极,所以这个相对较小的电流形成了 V_1 导联起始的小 r 波。V_6 导联起始的小 q 波是因为该电流背离 V_6 导联的正极。随后左右心室除极;这个相对较大的净向量朝向左侧,因此朝向 V_6 导联的正极(形成 1 个大 R 波)而背离 V_1 导联的正极(形成 1 个大 S 波)。

3.这 6 个导联(I、II、III、aVR、aVL 和 aVF)是通过放置在肢端的电极获得的,被称为肢体导联,而 V_1、V_2、V_3、V_4、V_5 和 V_6 这 6 个导联是通过放置在胸前的电极获得的,被称为胸导联。

第 8 章

1.电轴右偏+120°[a]。I 导联 QRS 波群的负向成分更多,同时 aVF 导联的正向成分更多。这意味着电轴位于右侧象限。aVR 导联 QRS 波群正负向几乎相等,因此这个电轴大致垂直于该导联,电轴大约为+120°。

2.电轴左偏-30°。I 导联 QRS 波群主波向上,而 aVF 导联主波向下。这说明电轴位于左侧象限。由于 II 导联几乎正负相等,所以电轴大致垂直于该导联,具体数据非常接近-30°。而实际的电轴应该比-30°略负一些,因为 II 导联 QRS 波群的负向成分略多一些,因此更接近于 II 导联的负极而非正极。这意味着电轴左偏是存在的。

3.正常电轴+60°。I 导联和 aVF 导联的 QRS 波群都是主波向上,所以电轴位于正常象限。正向和负向成分最接近的是 aVL 导联。因此,电轴大致垂直于 aVL 导联,位于正常象限,应该非常接近+60°。

第 9 章

1.

(A)多个迹象表明腔室扩大可能是存在的:II 导联 P 波既高(RAA)又宽(LAA),V_1 导联 P 波终末电势"1 格宽和 1 格深"(LAA),aVL 导联高 R 波(LVH),V_1 导联深 S 波和 V_6 导联的高 R 波(LVH)。尽管不是典型的"劳损型"改变,但是侧壁胸导联 ST 段压低提示和肥厚相关的复极异常。

(B)V_1 导联 R 波大于 S 波,但是存在 RBBB(第 10 章)。正常情况下,当存在 RBBB 时 V_1 导联的高 R 波不提示右心室肥厚,因为这里的高 R 波是 R',代表着不能被左心室电活动抵消的右心室电活动(在 RBBB 时左心室除极结束后的右心室仍继续除极);然而,本例中 1 个"非常高"的 R'波(有时候定义为>

---

[a] 问题 1 中的心电图来自一例右束支传导阻滞的患者,在第 10 章中讨论过这种传导异常。由于发生这种传导异常时右心室的除极延迟,导致终末向量偏右。这些终末的电活动无法被左心室抵消。在这些情况下,如何确定电轴存在争议。在这个测试中,使用常规的方法确定电轴。

15mm)可能是在 RBBB 的情况下提示 RVH 的证据。尽管心电图中"非常高"的 R 波提示右心室肥厚,但是 V₁ 导联倒置的 T 波却不能被认为是 "劳损型"改变,因为可能与 RBBB 相关。

(C)左心室肥厚导致的电压改变表现为 aVL 导联 R 波振幅大于 12mm;aVL 导联 ST 段略有压低但却没达到诊断典型"劳损型"的程度。

第 10 章

1.在两种类型的束支传导阻滞中,心室肌细胞间除极速度较慢,导致 QRS 时限延长(>100ms)。RBBB 时,心室的起始除极始于正常的室间隔;电流方向指向右侧 (V₁ 导联的 r 波,V₆ 导联的 q 波),紧接着是左右心室除极 (V₁ 导联的 S 波,V₆ 导联的 R 波),最后是右心室继续除极(V₁ 导联的 R' 波,V₆ 导联的 s 波)。最终在 V₁ 导联呈 rSR' 型及 V₆ 导联呈 qRs 型。当 LBBB 时,室间隔并非最早除极,因此,V₁ 导联的"间隔 r 波"和 V₆ 导联的"间隔 q 波"就消失了。起始的除极就是双侧心室同时发生,净向量朝向左侧(V₁ 导联的 Q 波和 V₆ 导联的 R 波)。在右心室除极结束后左心室仍在除极, 导致持续的电流朝向左侧并因此在 V₁ 导联形成 1 个宽的 QS 型及 V₆ 导联的宽 R 波(有时存在切迹)。

2.这个术语用于存在 QRS 时限延长,但是心电图既不是 RBBB 也不是 LBBB 的情况。

3.

(A)完全性左束支传导阻滞。QRS 波群时限>120ms,呈典型 LBBB 形态,即 V₅ 导联见宽 R 波(无间隔 q 波) 伴 T 波倒置及 ST 段压低,V₁ 导联为 QS 型伴 ST 段抬高。QRS 波群前有形态正常的 P 波,PR 间期一致,因此,宽 QRS 并非起源于心室(有一个例外)。节律条图中的第 2 个 QRS 提前发生,宽大畸形(与其他因 LBBB 而宽大的 QRS 波群形态不同),其前无 P 波(但是 ST 段上似见 1 个 P 波,考虑为室房逆传),其后为代偿间期。这是 1 个 PVC。

(B)完全性右束支传导阻滞。P 波与 QRS 波群关系固定,因此,宽 QRS 波群并不起源于心室。宽 QRS 波群(至少于 1 个导联时限>120ms)伴 V₁ 导联 RSR' 型及 V₆ 导联 s 波,均符合 RBBB 特征。

第 11 章

1.

(A)陈旧性下壁心肌梗死。Ⅱ、Ⅲ 和 aVF 导联可见明显 Q 波。

(B)进展期前间壁梗死,陈旧性下侧壁梗死。Ⅱ、Ⅲ、aVF、Ⅰ 和 aVL 导联可见明显 Q 波,提示下侧壁心肌梗死。ST 段抬高伴 T 波倒置提示为进展期的前间壁心肌梗死。

第 12 章

1.心包炎与 STEMI 的一些不同之处。STEMI 往往会经历 ST 段和 T 波显著变化的过程,而心包炎的 ST 段和 T 波改变更轻微和稳定。在 STEMI 初期(通常患者到达医院时就消失的)T 波高尖("超急性期 T 波"),随后出现 ST 段抬高(经常伴随新发 Q 波),接着回落至基线伴 T 波倒置。如果之前没有形成 Q 波,通常会在这个阶段出现。STEMI 患者的 ST 段可能会恢复到基线或保持轻微的抬高,而 Q 波通常持续存在。相反,心包炎时看不到 T 波高尖,ST 段抬高的程度更轻,变化更缓慢,无 Q 波演变。其他区别包括心包炎导致的 ST 段抬高的导联更广泛,往往累及除 aVR 之外的全部导联,心包炎也常见 PR 段压低,但这并不会出现在 STEMI 中。

2. STEMI 和早复极都有 ST 段抬高。ST 段在 STEMI 过程中往往会经历一系列演变。但是在早复极时 ST 段的抬高往往很稳定。而 STEMI 时通常会出现新发 Q 波,但是早复极不会。STEMI 的 ST 段通常会形成凸形("皱眉"),而早复极时往往表现为凹形("微笑")。最后,J 点(QRS 波群的终点和 ST 段的起始) 在复极的时候总会有一个短暂的小幅上移("勾"型);这在 STEMI 中通常见不到。

3.WPW 的三联征包括宽 QRS 波群、短 PR 间期及 Δ 波。第 1 点在大多数传导障碍中都可以见到(RBBB、LBBB、IVCD),而后两点却不能。分支传导阻滞(也属于传导障碍)会改变 QRS 波群的电轴,但却不能使 PR 间期缩短或形成 Δ 波,而且通常 QRS 波群时限正常。

第 13 章

1.正常窦性心律。QRS 波群因 RBBB 而宽大(V_1 导联呈 rSR'型,V_5 导联有 S 波);Ⅱ导联 P 波正常直立,与 QRS 波群关系一致,说明这并不是 1 个室性节律。

2.室性二联律。每隔 1 次心搏为 1 个室性期前收缩。

3.房室结折返性心动过速。频率快且规则,未见 P 波或可能有负向 P 波融于 QRS 波群终末。

4.加速性交界性心律(异位房性节律)。负向 P 波位于每个 QRS 波群前,提示交界性(亦称异位房性)节律。频率在 60~100bpm,因此常用加速性描述(更慢的交界性节律称为"逸搏")。

5.心房扑动伴不等比下传。可见锯齿状 F 波,F 波与 QRS 波群的传导比多变。

6.正常窦性心律伴完全性(三度)房室传导阻滞及室性逸搏心律。P 波以正常的形态和频率规则发生(一些 P 波落于 T 波或 ST 段上),意味着心房由正常的窦性节律控制。宽 QRS 波群缓慢匀齐发生,意味着该节律起源于心室。这两种节律(心房和心室)各自独立。

7.尖端扭转型室性心动过速。开始表现为窦性心律伴完全性房室传导阻滞,随后出现短阵性多个 PVC 且形态均不一致。定义为多形性室性心动过速(非持续性)。作为 PVC 的 QRS 波群的"顶端"先向下再向上,为尖端逆转型室性心动过速。

8.加速性交界性心律后跟着正常窦性心律。起始的窄 QRS 前无相关 P 波意味着交界性心律,然后见直立的 P 波,提示窦房结重新夺获心室。

9.加速性交界性心律伴 PVC,随后见另一起源的交界性心律。负向 P 波及窄 QRS 意味着交界性心律,1 个"宽大畸形的"QRS(PVC)打断了节律,当恢复交界性心律的时候仍为窄 QRS 波群,但是未见相关 P 波,频率也发生了改变,意味着"交界区"的不同部位夺获了心室。

10.二度房室传导阻滞 Mobitz Ⅰ型。PR 间期逐渐延长,直至一次 P 波后 QRS 波群脱漏。

11.单形性室性心动过速。连续发生的 PVC 形态一致;如果发生持续大于 30s,应考虑为持续性室性心动过速。

12.心室颤动。无规律发生的心室电活动,取而代之的是基线上混乱的颤动波。颤动波相对大,这种被称之为"粗"心室颤动。在这种节律下,患者会意识丧失,没有脉搏或血压。

第 14 章

1.尽管基线漂移,但是 ST 段持续压低并且满足至少连续 3 个心搏显著压低的标准。

2.

(A)ST 段下斜型压低 1mm。

(B)ST 段水平型压低 0.5mm(不明显)。

(C)ST 段下斜型压低 2mm。

(D)T 波倒置(ST 段位于等电位线)。

(E)ST 段下斜型压低 2mm。

(F)等电位线。

第 15 章

1.心肌缺血阳性。静息状态下 ST 段在等电位线,运动峰值时,多导联 ST 段显著性压低(>1mm)。在下壁导联(Ⅱ、Ⅲ、aVF)中,于 QRS 波群后 80ms 处上斜型压低约 2mm。V_4 和 V_5 导联可见 ST 段水平型压低约 3mm,V_6 导联 ST 段压低 1~2mm,Ⅰ导联 ST 段压低约 1mm。

2.心肌缺血阴性。运动峰值阶段,所有导联均位于"等电位线"(没有明显的 ST 段改变)。

(焦锦玉　译)

索 引